汉竹编著·亲亲乐读系列

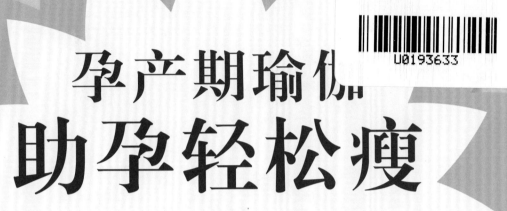

孕产期瑜伽
助孕轻松瘦

汉竹 编著

汉竹图书微博
http://weibo.com/hanzhutushu

江苏凤凰科学技术出版社
全国百佳图书出版单位

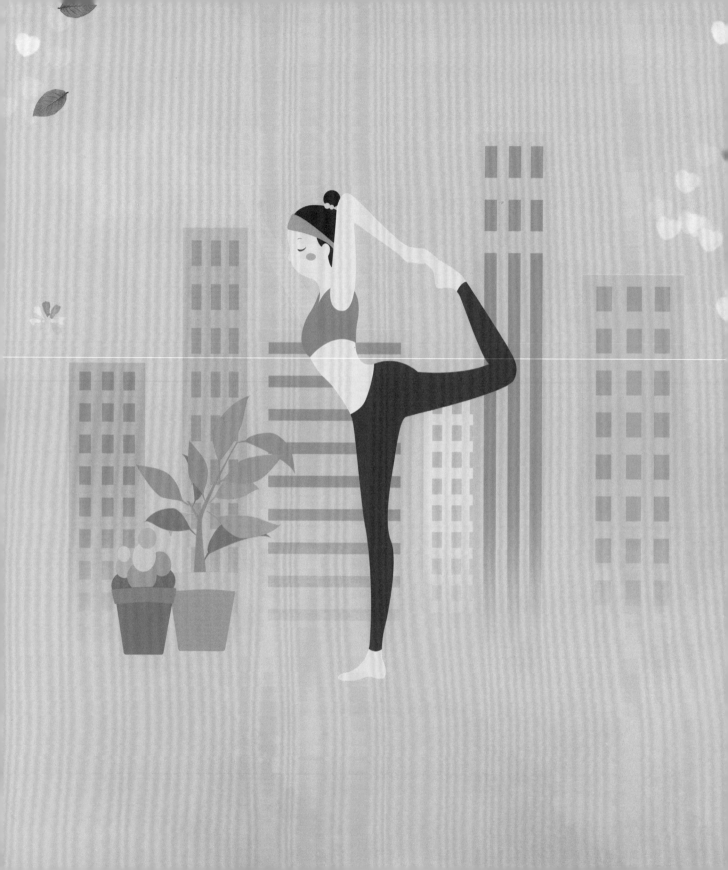

编辑导读

瑜伽，健康又美丽！

让孕妈妈与腹中的胎宝宝建立起更亲密的联系。

培养冷静、平稳的心态，

像只温柔的手调节身体的"孕"律。

让孕育新生命的日子，

充满爱和温馨。

孕产期瑜伽，

为孕妈妈打开生理和心理的门窗，

让孕妈妈舒心、安心，孕期拥有好身材；让胎宝宝健康成长。

瑜伽源于印度，不仅保护着身体的健康，还协助维护着心灵上的安宁和平静，而孕产期瑜伽更是将这种美好的生命体验延展到了还未诞生的小生命，辅助孕妈妈助孕助产。

瑜伽是一种生活方式的体现，无论以前是否练习过瑜伽，在孕期这个对女人来说非比寻常的阶段，瑜伽会给孕妈妈带来不同的感受。

孕产期瑜伽在协在助孕妈妈平静心灵、平和心态的同时，还可以调整孕妈妈的体态，帮助孕妈妈控制体重，保持好的身心状态，也为小生命的来临做好准备，让孕妈妈以最好的状态面对分娩。

目录

孕早期瑜伽

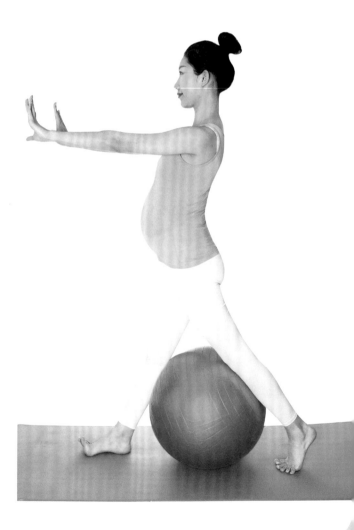

孕中期瑜伽

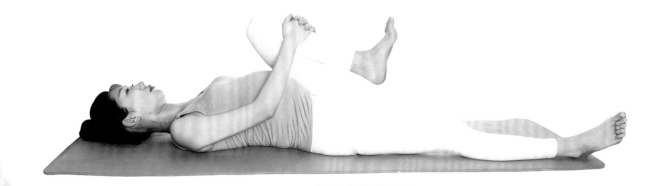

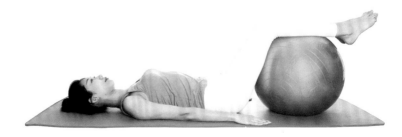

孕晚期瑜伽

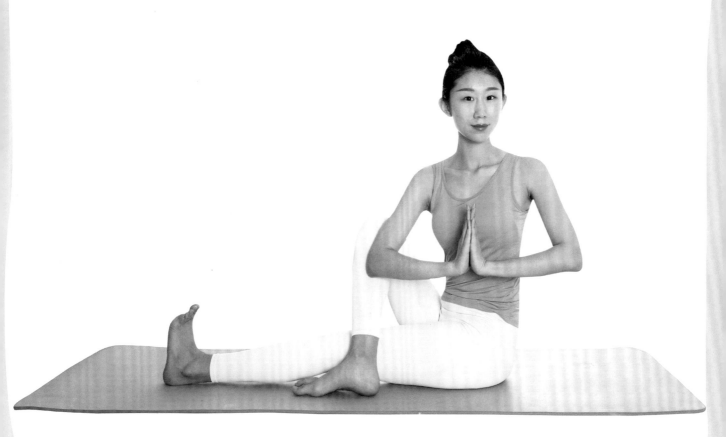

缓解孕期不适的瑜伽

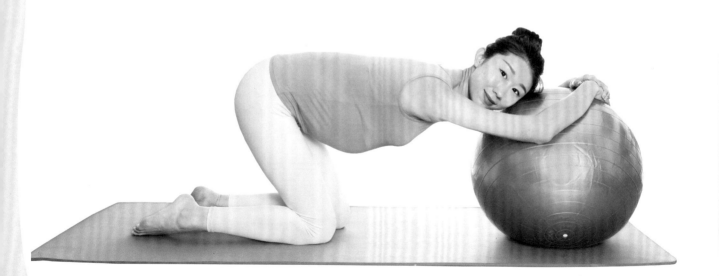

产后瘦身瑜伽

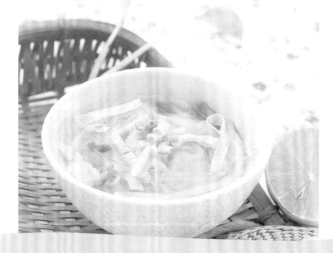

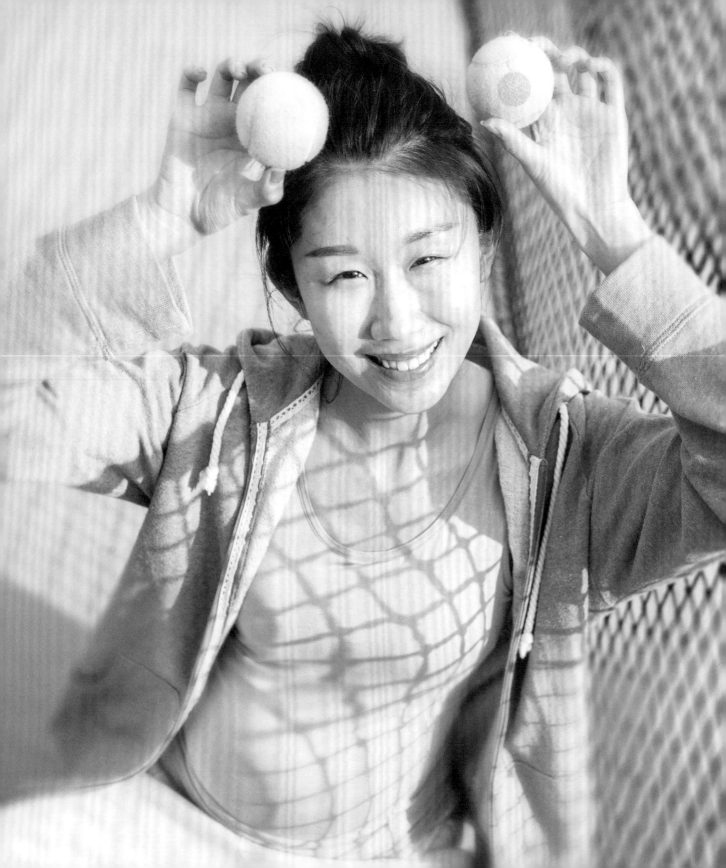

孕早期瑜伽

　　孕早期胎宝宝和孕妈妈的连接还不稳定，这个时候比较容易造成流产，因此这个阶段的孕妈妈应该注意休息，避免剧烈运动。但这并不是说孕早期的孕妈妈就不能运动了，适当的运动对孕妈妈和胎宝宝都是有好处的。此时，为了胎宝宝的安全，孕妈妈的运动量需要适当减小，运动强度稍微降低，为刚刚到来的胎宝宝准备好温暖舒适的小窝。

孕早期，舒缓运动

在孕早期的 3 个月里，孕妈妈不用太紧张，可以通过瑜伽来增强自己的体质，创造一个健康的体内环境，为孕期奠定好基础，让孕妈妈从容接受身心的变化。

制定适合自己的运动方案

与孕前比较，孕妈妈的身体有了很大变化，有些孕妈妈的身体并不是很健康，运动中稍微不注意，就可能会对母体及胎宝宝造成不良影响，甚至会危及母体及胎宝宝的安全，所以并不是所有的孕妈妈都适合运动。运动前，孕妈妈最好先咨询医生，在保证胎宝宝安全的前提下，根据医生的建议选择合适的运动。如果运动后，有轻微腹痛或者阴道出血，要立即停止运动，马上到医院就诊。

运动方案的设计，要符合孕妈妈自身的适应能力。在运动之前，孕妈妈需要评估体能状况、目前运动或活动情况和要达到的运动目标。孕妈妈可以分成久坐、业余和竞技运动员等 3 种类型，这有助于指导孕期运动强度。在运动种类、运动强度、锻炼持续的时间和锻炼频率等方面，孕妈妈都要根据自身条件不同，做相应的调整，以平衡益处和不良影响。建议怀孕前习惯于久坐的孕妈妈，应循序渐进地增加运动量。

孕妈妈有氧运动心率范围

孕妈妈年龄：
20~29岁
心率范围：
135~150次 / 分

孕妈妈年龄：
30~39岁
心率范围：
130~145次 / 分

孕妈妈年龄：
>40岁
心率范围：
125~140次 / 分

孕早期运动，孕妈妈要注意

虽说运动对孕妈妈和胎宝宝很有益处，但需要注意的是，孕周不同，孕妈妈的身体状态也不同，所以运动强度和运动量相应的也不一样。孕妈妈在做运动的时候一定要注意细节，提前了解安全注意事项，做好运动准备，保证自身和胎宝宝的健康和安全，避免发生危险。

咨询医生，安全第一

在选择运动项目前，孕妈妈一定要咨询医生或运动教练，因为每个人的身体存在差异性，不是所有人都适合做运动。在运动的过程中，谨记自己是孕妇，运动不宜太剧烈，运动量不要太大。开始运动的时候慢慢地、比较缓和地进行，再逐渐加量加速，最后再平静地结束。

不宜运动太久

孕妈妈应避免长时间运动，每天坚持 15~20 分钟即可。长时间运动易使孕妈妈身体过度疲劳，体力不支，容易发生危险。高强度运动可以导致本身就不够稳定的胎盘脱落，造成流产。

务必做好热身运动

适当的热身运动可以使身体更容易适应常规锻炼的要求。热身有助于减轻紧张感，慢慢地活动肌肉和关节，可防止肌肉过度伸展，降低受伤的概率，还能刺激血液循环，使孕妈妈和胎宝宝供氧充足。如果不热身就开始锻炼，可能引起孕妈妈肌肉痉挛，甚至可能危害到胎宝宝。

热身运动要做多长时间

热身运动应持续 5~10 分钟，并应伴以主要肌肉群的拉伸活动。

为什么要热身

为确保孕妈妈和胎宝宝的安全，一般在锻炼前要先做一段热身运动，热身主要有两方面好处：第一，能提高身体主要部位的体温；第二，能使更多的血液和氧气流向肌肉，从而为身体进行更剧烈的活动做好准备。热身运动提高了体温并增加了关节的活动范围，从而可以避免关节、韧带和肌肉损伤，更保证了胎宝宝不受伤害。

孕早期的运动宜忌

宜做的运动

♥ 散步：散步是适合整个孕期的运动，可以放松身心。

♥ 游泳：调节神经系统功能，促进血液循环，缓解不良情绪。

♥ 慢舞：活动筋骨，缓解不良情绪，有助于睡眠。

不宜做的运动

♥ 踢毽子：很有可能造成摔倒。

♥ 打羽毛球：包含抬臂、跑、跳等一系列动作，孕妈妈不适合做。

♥ 跳绳：跳绳属于剧烈运动，不适合孕早期做。

一周三四次的运动频率刚刚好

孕期运动的目的是增强关节的柔韧性，增加肺活量，促进血液循环，预防早产，增加顺产的概率，而不是锻炼肌肉，更不是减肥。所以孕妈妈的运动次数不要过多，每次运动的时间也不宜过长，不需要每次运动都把自己搞得大汗淋漓，这样不仅感觉疲惫，还容易感冒。所以，为了自身和胎宝宝的健康，孕妈妈一周运动三四次即可，每次运动 10~15 分钟，不要超过 20 分钟，否则会感到疲倦。

不要爬高和踮脚尖

高处的东西因我们的身高限制而够不到时，就要踮起脚尖，这样身体容易失去平衡，一旦摔倒，可能会使自己和胎宝宝出现意外，再加上高处的物品可能会在拿的过程中碰倒掉下来砸到身体，因此这样的动作对于孕妈妈来说是非常危险的。所以平时如果要拿高处的东西，不是急用的可等晚上准爸爸回来后让他帮忙。如果是必须要立即用的，可以选择站在稳固的椅子上，在站上椅子的时候和拿物品的过程中尽量小心一些。

有流产迹象的孕妈妈不可盲目运动

如果孕妈妈发现自己的阴道有少量流血，下腹有轻微疼痛、下坠感或者感觉腰酸，可能属于先兆流产，这也是胎宝宝传递的"危险信号"。这时孕妈妈要卧床休息，不要再走动，更不可继续运动，同时保持情绪稳定，避免紧张。如果经过休息后，引起流产的因素消除，出血停止，说明胚胎正常，孕妈妈不用太紧张，但要注意休息。如果休息后情况没有改善，反而更严重，就要立即就医。特别要注意的是孕妈妈千万不要自行服用保胎药，因为导致先兆流产的原因有很多，若不能对症用药，不仅不能起到保胎作用，还可能会对胎宝宝造成不利影响。

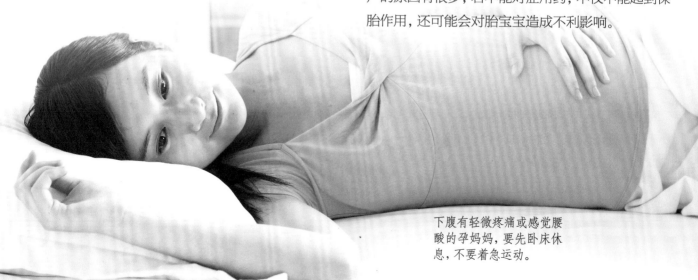

下腹有轻微疼痛或感觉腰酸的孕妈妈，要先卧床休息，不要着急运动。

工作也是运动

坚持工作的孕妈妈，上下班即是运动，工作中来来回回地走动也是运动，所以孕妈妈在工作中也可以运动。

需要注意的是，孕妈妈每日工作时间不应超过8小时，而且要避免上夜班。工作中感到疲劳时，在条件允许的情况下，可休息10分钟左右，也可到室外、阳台或楼顶呼吸新鲜空气。晚饭后，坚持到附近的公园、广场、体育场、田野、宽阔的马路或乡间小路散步，最好夫妻同行，除了可以缓解疲劳外，还可调节情绪和保持良好的精神状态，对自身和胎宝宝的身心健康都有益。

但是有一些工作是孕妈妈在孕期不宜从事的，如需要长时间弯腰、下蹲或攀高的工作，接触电离辐射的工作等，在这些岗位工作的孕妈妈最好想办法调整工作岗位。

普通瑜伽和孕期瑜伽大不同

孕期瑜伽不同于普通的瑜伽。孕期瑜伽的锻炼重点在于通过活动肩背、脊椎及下肢，增强体力和肌肉张力，增强身体的平衡感，提高身体的柔韧度和灵活度，除了能有效舒缓孕期的腰酸背痛等不适外，也能增强孕妈妈下腹及大腿的力量，使生产变得容易许多。练习瑜伽还可以让孕期变得轻松，并有助于孕妈妈在产前保持平和的心态。而针对腹部练习的瑜伽可以帮助孕妈妈产后重塑身材。

孕期散步有讲究

♥ 饭后散步：吃完晚饭半小时后，可以邀上准爸爸或其他家人一起去散散步。注意步伐不要太大，双臂自然摆动，自我感觉舒适就好了。

♥ 快慢结合：孕妈妈在散步时要快慢结合。首先通过慢慢地走动热身，大概10分钟就好；然后步伐可稍微加快点，走一两分钟；再快步行走2分钟左右。

♥ 做好防护措施：穿上合适的运动鞋，可以保护好孕妈妈的脚踝和足弓；如果是天气晴朗时出门，要做好防晒；随身携带饮用水，避免因出汗过多导致脱水，给自己和胎宝宝的身体带来危害。

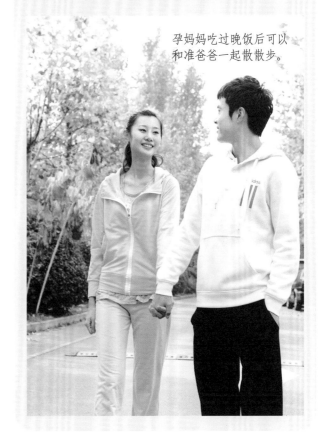

孕妈妈吃过晚饭后可以和准爸爸一起散散步。

孕期瑜伽，孕妈妈的健康秘诀

从怀孕到分娩，孕妈妈的身体将发生巨大的变化。孕妈妈不但要孕育腹中的胎宝宝，还要适应初当母亲的角色转变。此时，孕期瑜伽能够帮助缓解孕期的各种不适，让孕妈妈与腹中的胎宝宝建立更亲密的联系，帮助身体在分娩时更容易听从大脑发出的指令。

对孕妈妈来说，孕育新生命是一生中非常重要的事情，怀孕时的心态非常重要。而孕期瑜伽有以下优点，可以令孕妈妈轻松度过孕期，迎接顺产。

1. 有利于缓解孕期紧张情绪，使孕妈妈心情愉悦，充满活力。

2. 按摩五脏六腑，调理内分泌，减轻妊娠反应。

3. 促进血液循环及消化功能，缓解孕期常见不适症状。

4. 孕期适度运动不会早产。

5. 与成长中的宝宝建立更亲密的联系。

 柔韧性差也能改善

♥ 有些孕妈妈的柔韧性比较差，担心自己不能练习孕期瑜伽。事实上，柔韧性不好的孕妈妈更应该练习瑜伽。

♥ 柔韧性不好可能不会直接影响孕妈妈的日常生活，但是当肚子随着孕期增加而变大时，活动能力会受限，柔韧性不好的孕妈妈身体较同孕期的孕妈妈更易酸痛疲劳。要想从根本上改善这种状态，就必须改善身体的柔韧性，而瑜伽恰恰是改善柔韧性的首选运动。因此越是柔韧性差的孕妈妈，越是应该在孕期练习瑜伽。

6. 孕期适度运动可以降低孕妈妈患妊娠高血压疾病的概率。

7. 有助于增强骨盆和脊椎肌肉的张力，缓解孕期腰酸腿疼，有利于分娩。

8. 分娩时更容易听从身体发出的信息及指令，有助于缩短产程。

9. 锻炼肌肉的弹性，有助于孕期保持体形以及产后形体的恢复。

初次接触瑜伽，孕妈妈要注意

初次接触瑜伽的孕妈妈，可以遵照以下几个方面，走入瑜伽的世界。

依照正确的指导

瑜伽的练习方法是十分重要的，孕妈妈需要依照正确的指导练习瑜伽，往往很小的区别却会造成不同的结果。

有规律的练习

即使每天只有很短的时间做练习，也要尽可能坚持，并且在能力范围内做到最好。

不要太着急

每一个体位的起始都要缓慢地进行，伴随着均匀缓慢的呼吸，保持好姿势，这将会给你的身体带来额外的益处。

不要强迫用力

尽自己所能去做，但要量力而行。疼痛是身体发出的一个信号，如果感觉疼痛，建议孕妈妈停下来，防止身体受伤。瑜伽不强调对比和竞争，强调个人进展和提高，只要有规律地练习，就会发现自己的进步。

保持全神贯注

运动中孕妈妈要保持全神贯注，这会使你在接下来的练习里都有好的表现，尤其是在进行一些需要保持平衡的体位时。

练习孕期瑜伽前要做这些准备

练习空间

给自己一个可以伸展开肢体的洁净空间。

相关用品

瑜伽垫：一张确保练习时不会出现滑动，并且在做坐、卧、跪等动作时，膝、背等部位不会有任何不适的练习垫。

服装：练习瑜伽没有特定的服装需求，最好是用棉、麻等天然织物制成的宽松舒适的服装。

辅助用品：初学孕期瑜伽的孕妈妈可以准备一条大的毛毯、瑜伽砖以及分娩球，以便在某些练习中辅助完成动作。

身体准备

练习前，孕妈妈请先如厕；练习时，去除身上的所有束缚和移开周围可能引起伤害的物品，比如钥匙、小刀、配饰、腰带、领带、过紧的胸衣等。

此外，练习前请先了解注意事项及相关细节。练习前最好不要进食，前半小时不要大量饮水。

循序渐进，安全第一

从身体能接受的最基础的练习开始，随着身体承受力的增强逐渐提高练习强度，这种从简至繁、从易到难的练习法不仅能保障瑜伽练习者的安全，也能保证练习的效果。

进行首次训练时，最好从锻炼颈、肩、背、腰、髋、膝、肘、手腕、脚腕、指（趾）各个关节的灵活性和放松肌肉的练习开始，通过这些练习进行热身。不要小看这些动作，它们就像细致的清洁工，可以将身体各个角落里的"积尘"清扫出来，让身体从根本上得到调理。

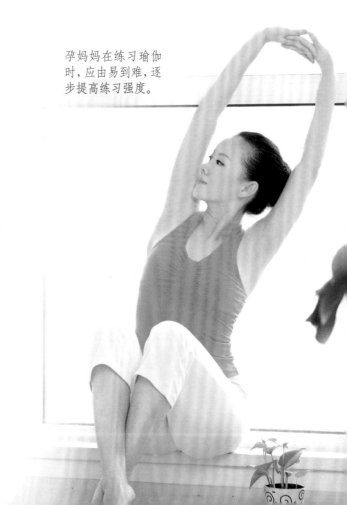

孕妈妈在练习瑜伽时，应由易到难，逐步提高练习强度。

孕期瑜伽——和胎宝宝一起运动

动作舒缓的孕期瑜伽能够让母子都受益。做瑜伽练习时母体血液循环的增强，也增加了对胎宝宝的氧气和营养供给，促进胎宝宝大脑和身体的发育。在瑜伽运动中与胎宝宝对话，也算是最早的亲子活动了。

瑜伽虽然属于柔静结合的拉伸运动，但是由于孕妈妈特殊的体质状况，在练习过程中，还是应该多加注意，保护好腹内的胎宝宝。

瑜伽体位提前知

1. 在怀孕的前 3 个月，做站立和前屈体位时，动作幅度可以稍小一些，因为这个时候脊柱需要锻炼得更为强健且有弹性，但腹部不感到任何压力。

2. 在怀孕的前 3 个月，胎宝宝附着于子宫上并不牢固，容易造成流产。特别是有过流产史的孕妈妈，更要注意，不宜过早锻炼，应在怀孕第 4 个月才可以练习孕期瑜伽，前 3 个月可以练习调息和冥想，调节心情，防止流产。

3. 不宜空腹练习，也不宜进食后立即运动，一般在吃完饭三四个小时后练习。

4. 身体左右两侧的练习要平衡，练习的次数和时间要合理。

5. 动作与呼吸要协调配合。在一般情况下，做开胸与扩展肺部的动作时吸气，做挤压和收缩胸腹部的动作时呼气，但注意不可以屏住呼吸，因为胎宝宝时刻需要氧气供应。

6. 如果出现静脉血管曲张，不要做叠腿的动作。

7. 怀孕期间如果没有专业瑜伽教练的指导，请勿练习倒立动作，做挤压或拉伸腹部的动作时应小心谨慎，做扭转的姿势时也应小心练习，切勿挤压到腹部。

8. 仰卧时会引起血压降低，这是子宫压迫给胎盘运输血液的血管造成的，此时应放松，尽量侧卧或在臀部的一侧放上软垫，使腰背部产生一定的倾斜。

9. 以仰卧姿势起身时，应先将身体转向一侧，借用双手的力量慢慢起来。

10. 每做完一个动作都需要放松一下，觉得呼吸及身体已经恢复到放松状态后，再做下一个动作。

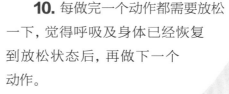

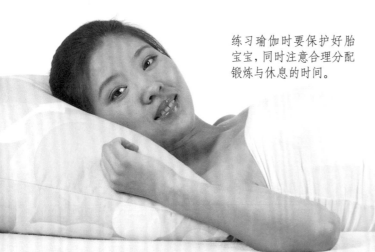

练习瑜伽时要保护好胎宝宝，同时注意合理分配锻炼与休息的时间。

11. 动作进行时应缓慢、柔和、放松，保持时间相对长一些。

12. 怀孕后期，孕妈妈体重增加，身体的重心发生变化，此时可以借助椅子或靠在墙上练习，还可以让家人帮忙。

冥想，帮孕妈妈舒缓紧张情绪

瑜伽的核心是冥想。冥想就是把注意力集中在某一特定对象上，到最后可以忘记冥想的对象，甚至进入忘我的境界。冥想的时候，人会处于一种清醒而又警觉、平静而又专注的状态。冥想能培养一种满足和平静的情绪，使人精神放松，并且能调节血压。它还能启动副交感神经系统，从而平息体内的躁动情绪，清除肌肉中不必要的张力，帮助调节呼吸频率。如果每天坚持练习冥想，对应对生活中的挑战或压力是很有帮助的。

冥想可以使孕妈妈身体与精神两方面都受益。孕期瑜伽在确保安全的前提下能使孕妈妈性情平和，消除因为妊娠而产生的一系列心理问题，尤其是在防治孕期抑郁症方面效果显著。

为了能从瑜伽中获得最大的益处，冥想必不可少，修炼孕期瑜伽和冥想应同步进行。传统上一般认为，瑜伽是为了更好地冥想而进行的准备活动，因为练习瑜伽时的姿势、呼吸和放松能消除身体的紧张情绪，调理神经系统，从而在冥想时身心可以更加安宁。瑜伽姿势和呼吸练习还能让大脑注意力更加集中，从而使冥想获得更好的效果。

孕妈妈常见的心理"坏习惯"

怀孕后第一个心理期——发现怀孕

♥ 过分担心宝宝的健康状况

♥ 质疑丈夫对自己的爱

♥ 敏感地猜疑家人的行为

怀孕后第二个心理期——适应怀孕

♥ 在丈夫、家人和朋友的过度呵护下，对别人的心理依赖性增强了

♥ 虽然距分娩还有一段时间，但已开始感到焦虑和恐惧

♥ 经常无缘无故烦躁不安，并且乱发脾气

♥ 心情抑郁，时常无精打采

第三个心理期——期待分娩

♥ 怀孕后对是否能安全分娩产生猜疑

♥ 为宝宝的健康担忧，好奇宝宝的性别和相貌

为冥想做好准备

1. 选择适合个人性情和专注力的冥想。

2. 冥想的最佳时间是早上3~6点和下午5~8点。冥想的最好时机是在瑜伽动作做完后，放松练习之前。

3. 选择在一个固定的地方进行冥想训练，环境应该安静、整洁、舒适。

4. 准备专用的衣服和垫子，注意要经常清洗。

5. 出现杂念时，任由它去，因为这也是"真我"的一种体现形式。

孕1月

生命的种子正在生根发芽，所以孕妈妈不要做剧烈的动作，否则会影响它扎根生长。本月瑜伽动作的练习目的主要是让孕妈妈身心两方面都做好迎接胎宝宝到来的准备。对于初学瑜伽的孕妈妈来说，尽量保持每周做2次练习。对于以前做过瑜伽的孕妈妈，每周的练习次数可以适当增加，以身体不感到疲倦为佳。

简易骨盆操
拥有良好骨盆

健康的骨盆对于孕期女性来说很重要。若是骨盆出现问题，可能会影响人体其他器官的健康。这套骨盆操简单易学，可以在怀孕初始就让孕妈妈拥有健康的骨盆，为胎宝宝创造良好的孕育条件。

1

1. 双腿张开与肩同宽，膝盖绷直，两臂往上举高伸直，腹臀收紧，胸廓打开。

2

2. 慢慢往左右压腰，观察自己左右压腰时幅度是否一致。

3

3. 握紧毛巾的左右端开始压腰，此时有意识地控制左右的幅度，尽量使之一致；慢慢左右摆动上身，同时拉伸腰腹的肌肉，做热身运动。

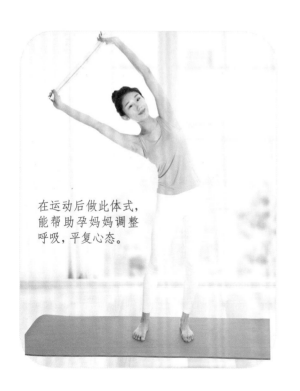

在运动后做此体式，能帮助孕妈妈调整呼吸，平复心态。

享"瘦"看得见

孕早期的孕妈妈经常做此体式，可以很好地锻炼骨盆和腰部。做此体式还可以很好地帮助孕妈妈打开身体，拉伸筋骨，增强新陈代谢，有助于避免脂肪堆积。

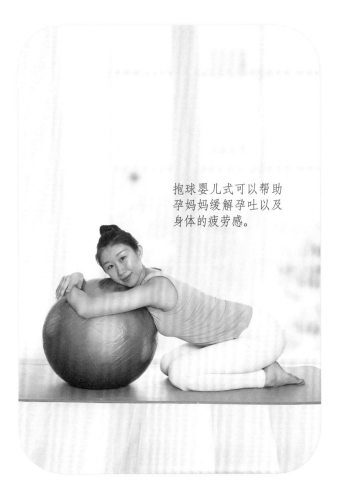

抱球婴儿式可以帮助孕妈妈缓解孕吐以及身体的疲劳感。

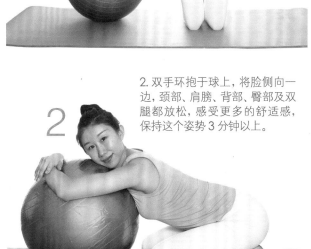

1. 跪立在瑜伽垫上，将分娩球放于身体一侧，臀部慢慢向下放松地坐在脚跟上。

2. 双手环抱于球上，将脸侧向一边，颈部、肩膀、背部、臀部及双腿都放松，感受更多的舒适感，保持这个姿势3分钟以上。

抱球婴儿式
增强腿部力量

婴儿式是模仿胎宝宝在母体中的姿势，膝盖蜷缩在腹部下面，用分娩球支撑胸部、肩部、颈部，让孕妈妈感觉舒适放松。大部分孕妈妈在孕1月时练习这个体位，有助于保护卵巢，在孕晚期宫缩时也可以采取此体位，能帮助孕妈妈缓解疼痛。

享"瘦"看得见　在运动中要保持均匀平稳的呼吸，对身体出现的腰背酸痛、肩膀紧张都有很好的放松效果。这组动作也可以用作其他体式的瑜伽练习后的放松体式，以防止肌肉形成"硬块"导致体形变胖。

左右扭转
使子宫做好空间准备

1. 身体尽力挺直,
双腿要伸直

坐在地板上或者床上(以硬板床为宜),双腿平伸,双脚分开30°。双手平放于大腿上,后背挺直,全身呈放松状态。

运动小细节: 挺直身体坐着的时候,想着有一个胎宝宝正在你的腹中生长。

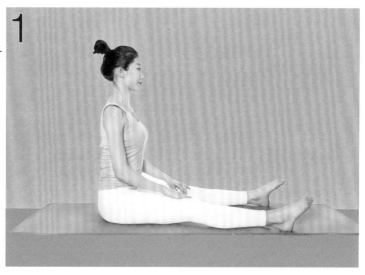

2. 抬高双臂与肩平行,
保持背部挺直

吸气,双手左右平举与肩平行,体会两臂拉伸的感觉。

运动小细节: 感觉自己像鸟儿一样要展翅飞翔,所以要尽力抬高两臂至与肩平行。

3. 以腹部为点,
慢慢右转

上身向右转90°,依然保持背部挺直的状态。

运动小细节: 旋转时体会腰腹部被锻炼的感觉。

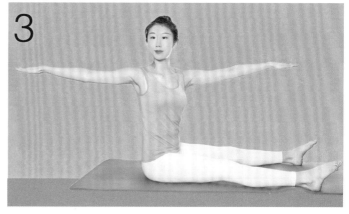

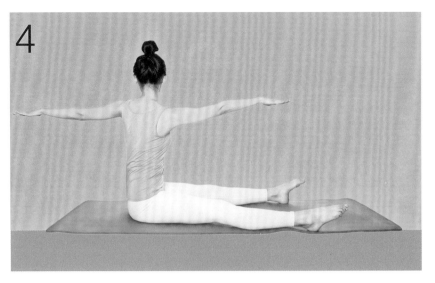

4. 时刻保持腰背挺直，
有利于强健脊柱

使身体还原朝前，然后左转做相同动作，每次交替做 5~10 组。

运动小细节： 感觉胳膊太累时，可以把双手放在腰部，然后左右扭转，注意动作不宜太大，以免把腰部扭伤。

不规范动作

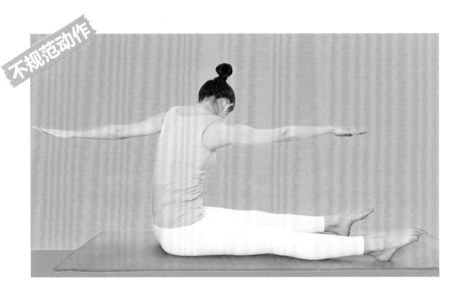

享"瘦"看得见

增强盆底肌和腰部的柔韧性，使子宫做好空间准备。

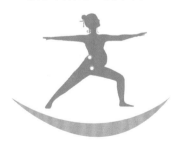

不规范做法
含胸弓背，压迫腹部

不要含胸弓背，这样不但不会达到锻炼效果，还会使背部劳累。腿部要放松，把注意力集中在腹部，感受腰腹部的力量。

束角式
增强胯部灵活度

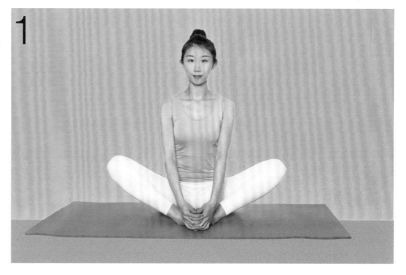

1. 保持腰背部挺直，
感受整个身体延展

取坐姿，屈两膝，脚心相对，十指交叉包裹脚趾，使脚跟尽量贴向会阴。双膝下压，脊柱向上伸展，目视前方，稍作停留。

运动小细节：运动前要排净尿液。

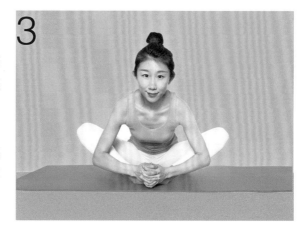

2. 身体尽量下压，
使腰背和大腿有拉伸感

再次呼气时，气沉双肘，带动肩背部和头部向下，尽量向下压，缓慢地呼吸，保持姿势。

运动小细节：脊柱不好的孕妈妈在运动时根据个人情况做即可，达不到标准也不用强求。

3. 保持均匀的呼吸，
缓慢地使身体恢复坐姿

吸气，慢慢地抬头，逐渐地抬高身体，直到腰背垂直于地面。眼睛平视前方，深呼吸。双腿并拢，向前伸直，恢复坐姿。

运动小细节：可以循序渐进地练习，经过一段时间的锻炼后，再逐渐加大运动难度。

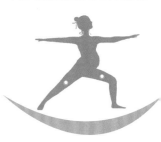

享"瘦"看得见

强化卵巢，拉伸大腿肌肉，预防腿部水肿变粗。

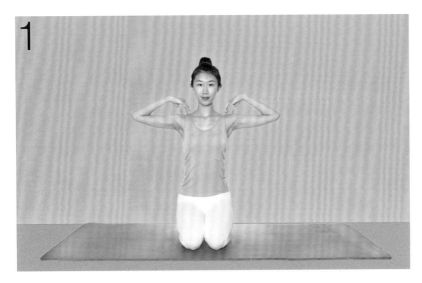

肩旋转式
美化手臂线条

1. 腰背挺直，
双臂在一条直线上

跪坐在垫子上，肩膀平行于地面，腰背挺直，双臂向两侧平举，指尖搭在肩膀上。

运动小细节： 在运动前可以将一块毯子折叠后垫在膝盖下面，以免长时间跪坐引起膝盖疼痛。

2. 双臂尽量贴近耳朵，
感受肩部和手臂的拉伸

双手肘相碰于胸前，吸气，慢慢向上抬高手肘，使肩轴向上转动，保持这个姿势。

运动小细节： 向上转动时，双手的大臂尽量贴近耳旁。

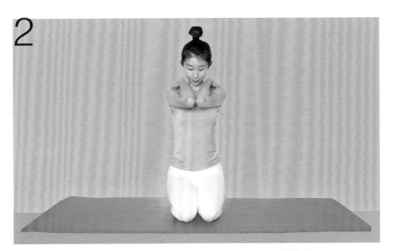

3. 缓慢转动肩部，
带动手臂一起活动

呼气，逆转肩轴，尽力使手肘指向天空。动作结束时，手肘慢慢放下。

运动小细节： 转动肩轴的时候要最大限度地展开双臂，打开胸部，使胸腔得到充分扩展。

享"瘦"看得见

缓解肩、臂部劳累，改善血液循环，避免脂肪堆积在上半身。

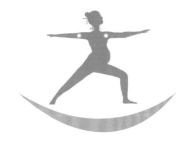

孕2月

孕2月，孕妈妈已经确切得知了怀孕的好消息，但此时胚胎着床还不稳定，孕妈妈还会有明显的孕吐反应，情绪上也会有所波动。如果情绪波动太大就会影响胎宝宝的发育，所以这个月的瑜伽动作主要是帮助孕妈妈平稳心绪。

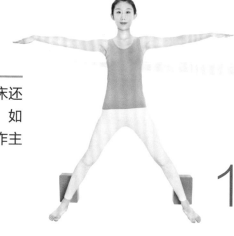

侧角伸展式
改善呼吸

1. 准备两块瑜伽砖放置在双脚后侧，双脚分开略大于一条腿的长度，双臂向两侧展开。

运动小细节： 双臂要伸直与地面平行，抬头挺胸，双脚平稳分开，保持身体平衡。

2. 右腿向右侧旋转90°，左脚微微内扣，右脚跟与左足弓对齐，收紧大腿肌肉。

运动小细节： 若孕妈妈掌握不好平衡，可以借助墙壁作为支撑物，帮助身体保持平衡。

3. 弯曲右膝盖以便大腿与小腿约呈90°，右大腿与地面平行，左腿用力伸直（不要过度向

后推膝盖）找到双腿的力量，背部尽量向上挺高，同时找到尾骨内收的力量，胸腔上提，同时深呼吸一两次。

运动小细节： 若双腿间的距离不合适，应调整左腿，使弯曲的右腿不受干扰。

4. 瑜伽砖放于身前，呼气，身体向右侧倾斜，体会侧腰的拉伸，右手落在砖块上，吸气时提左手手臂伸向天空。

运动小细节： 向右伸展时，腹部不要向大腿施压。胸部保持放松，使孕妈妈可以顺畅呼吸。

5. 左手臂向右倾斜，将左臂移向头部上方，掌心朝向头部，转动颈部，眼看上方。自然呼吸，保持20~30秒。

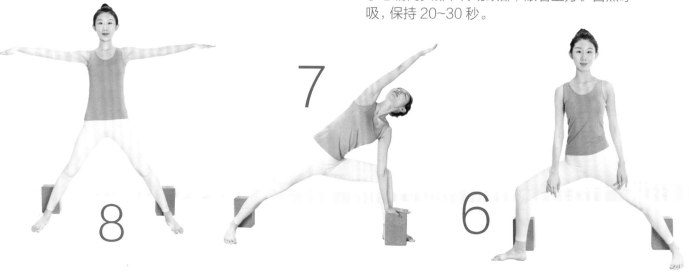

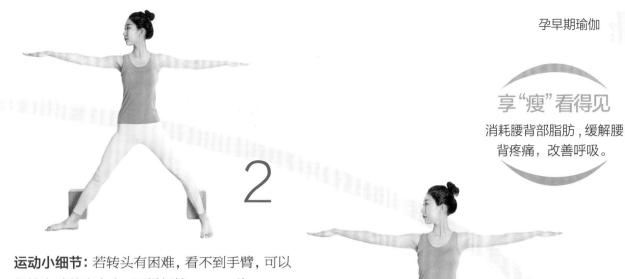

享"瘦"看得见

消耗腰背部脂肪，缓解腰背疼痛，改善呼吸。

运动小细节：若转头有困难，看不到手臂，可以保持左臂伸直向上，同样保持 20~30 秒。

6. 吸气，右手抬离砖面，上半身上抬，瑜伽砖还原。

运动小细节：上半身上抬时要缓慢地进行，最重要的是要保持身体的平衡，避免摔倒。

7. 伸直右腿，左脚与双腿转向左侧，重复上述动作。

运动小细节：此时，也可以不用恢复到步骤 1，直接原地变换方向即可。

8. 从左侧还原，回到最开始的姿势。

运动小细节：还原后算 1 组完整的动作，孕妈妈可以根据自身的情况，选择每天做多少组。

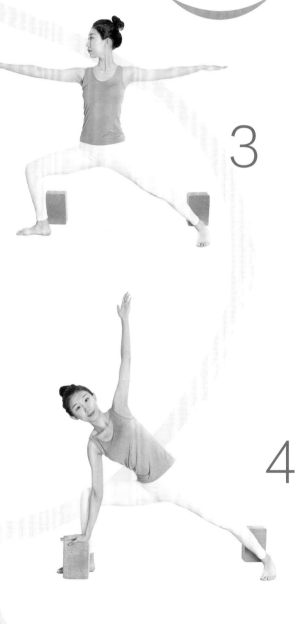

坐立前屈式
改善背部不适

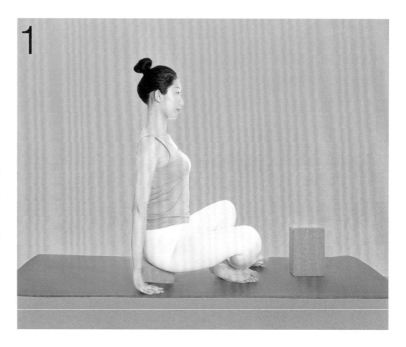

1. 背部向上伸展，
膝盖尽量下压

臀部坐在瑜伽砖或折叠的毯子上，双手支撑地面，双腿简单交盘，交叉点以小腿中间点为宜。

运动小细节：胳膊的有力支撑利于背部向上伸展。

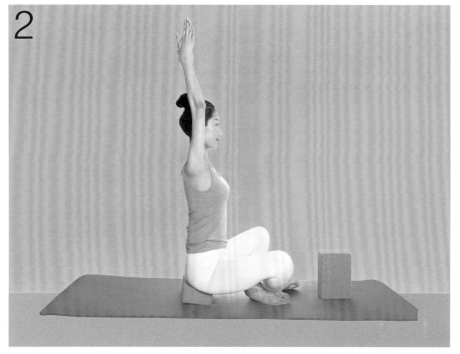

2. 手臂伸直，
向上延展

吸气，双手向上举过头顶，尽可能向上延展侧腰。

运动小细节：做此动作时，手臂要紧贴耳部，这样才能体会向上延展的感觉。

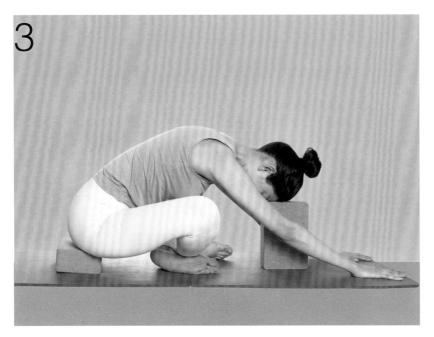

3. 身体缓慢向前伸展，
将头尽量放在瑜伽砖上

呼气时向前伸展身体，将额头放在提前准备好的瑜伽砖上，双腿尽量放松。在此姿势停留 5 组呼吸后，双腿交换，再做 1 遍。

运动小细节： 在向前伸展的过程中要用心体会背部延展、拉伸的感觉，同时要配合均匀且自然的呼吸。

4. 根据自身情况调整难度，
可将瑜伽砖替换成较高的凳子

做步骤 3 时比较吃力，可以找一个比瑜伽砖更高的小凳子，把头放在上面，同时也可以将双手放在上面，体会背部的延伸。

运动小细节： 柔韧性较差的孕妈妈一定不要强迫进行高强度运动，以免损伤腰背肌肉。

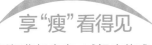

享"瘦"看得见

缓解背部疼痛，减轻疲劳感。

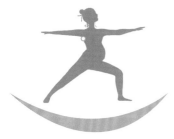

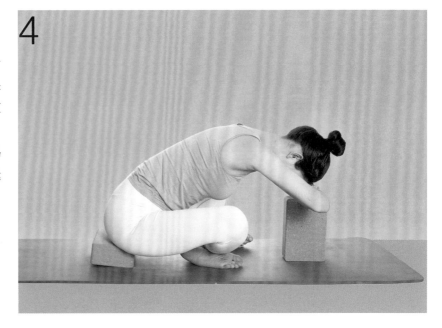

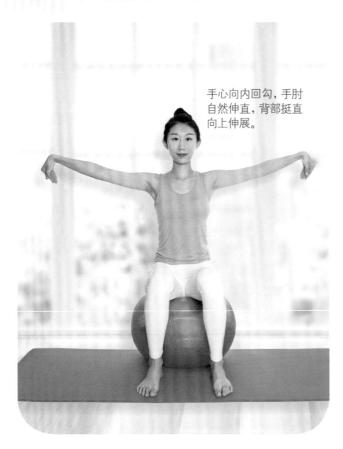

手心向内回勾, 手肘自然伸直, 背部挺直向上伸展。

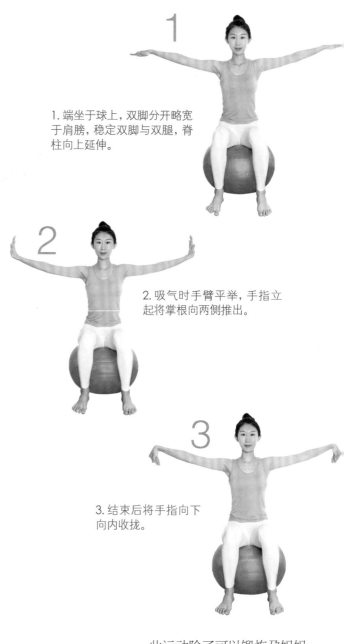

1. 端坐于球上, 双脚分开略宽于肩膀, 稳定双脚与双腿, 脊柱向上延伸。

2. 吸气时手臂平举, 手指立起将掌根向两侧推出。

3. 结束后将手指向下向内收拢。

球上 10 分钟
让身体做好准备

通过分娩球做运动可以帮助孕妈妈锻炼盆底肌和括约肌, 以预防在怀孕后因腹部增大, 压迫器官, 给孕妈妈带来疼痛感。从孕早期开始练习, 可以锻炼骨盆, 为分娩做好充足的准备, 让孕妈妈顺利生产。在做运动的时候, 孕妈妈一定要缓慢地进行, 注意安全。此外, 准爸爸也可以和孕妈妈一起运动, 不仅有利于增强夫妻间的感情, 同时可以很好地保证孕妈妈的安全。

享"瘦"看得见

此运动除了可以锻炼孕妈妈的盆底肌和括约肌, 还能美化孕妈妈的手臂线条, 加强孕妈妈的腿部力量, 让孕妈妈在刚开始怀孕的时候就拥有好气色, 同时也为孕期增大的腹部做好身体准备, 让孕妈妈轻松度过孕期。

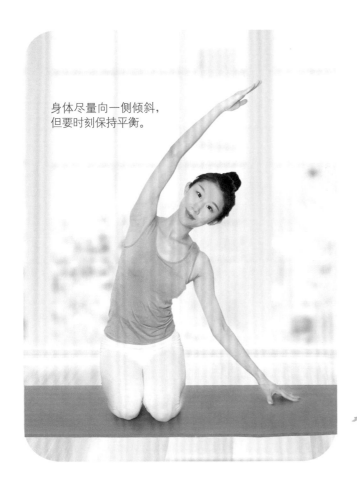

身体尽量向一侧倾斜，
但要时刻保持平衡。

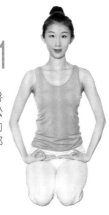

1. 双膝并拢弯曲跪地，臀部坐在脚跟上，双手放松地落在大腿上方，手心向上，手肘自然弯曲，背部向上直立。

2. 吸气时左手臂向上伸展，呼气时向右侧弯曲，右手选择舒适的距离撑地，给予支撑，在此停留3组呼吸。

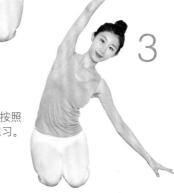

3. 恢复到初始姿势，按照步骤2反方向进行练习。

雷电坐
促进消化

这套运动不仅能预防和消除孕妈妈的腿部疼痛和肿胀，缓解疲劳，还能促进孕妈妈消化。孕2月，不少孕妈妈开始出现孕吐，而这套运动还能缓解孕妈妈因孕吐造成的胸闷、胃胀等不适感。在运动时，侧肋的伸展有利于孕妈妈找到呼吸的空间感，帮助舒展胸部。孕妈妈可以在吃完饭后直接练习。

享"瘦"看得见

在做雷电坐时，由于腿部后侧受到压力，肚脐以上身体部位的血流变得充足，使血液循环更多地流向消化系统，消化能力会加倍。经常练习这组动作可以帮助我们强健消化系统，消除胃酸过多、消化不良、腹胀等症状，促进胃部蠕动，改善消化功能。因此适合在吃完饭后做，能有效地解决饭后脂肪堆积的问题。

鱼式
柔化脊椎

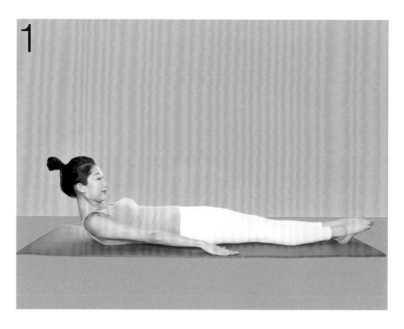

1. 脚尖尽量绷直，
感到腿部肌肉拉伸

身体平躺在瑜伽垫上，并拢双腿，尽可能不要分开。躺半分钟左右，调整呼吸。将下巴靠近锁骨带动头部离开地面，眼睛看自己的脚趾。

运动小细节： 在运动的时候配合自然的呼吸，效果会更好。

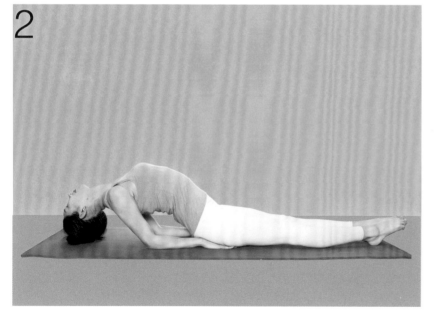

2. 头顶靠地，
背部弓起离开地面

此时用两肘撑地使背部离开地面，然后抬高下巴让头部后仰并让头顶靠地，面部尽量朝后。保持双手及肘关节靠近身体并紧贴地面，挺起胸部，两肩打开向两侧伸展，肩胛骨夹紧，上半身呈反弓形。

运动小细节： 如果觉得双肘支撑地面的时候有疼痛感，可以在肘部垫个垫子或是折叠的毛毯。

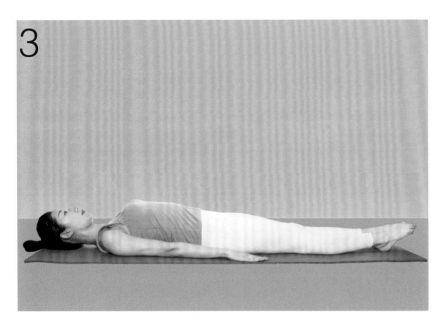

3. 可以闭上眼睛,
想象腹中的胎宝宝

保持步骤2的姿势15~30秒,然后慢慢放平身体,回到最初的仰卧姿势。

运动小细节: 在做这一步骤时,可以用鼻子做缓慢的深呼吸,放松身心。

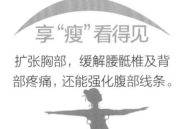

享"瘦"看得见

扩张胸部,缓解腰骶椎及背部疼痛,还能强化腹部线条。

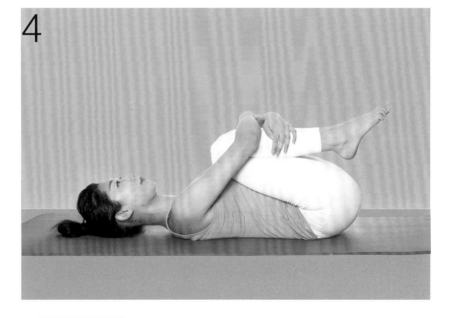

4. 双腿轻轻下压,
不要用力过猛

弯曲两膝抬至胸前,并用手臂抱紧双腿使脊椎得以恢复。

运动小细节: 下压时如果腹部的压迫感很强应停止此运动。此外,有流产征兆的孕妈妈不适合做此运动。

孕 3 月

孕 3 月，胎宝宝仍处于胚胎阶段，特别是胎盘和母体子宫壁的连接还不稳固，孕妈妈动作不当会使子宫受到震动，可能会造成流产。所以，这个月的瑜伽动作主要是针对保胎、养胎的，孕妈妈通过呼吸、放松和洞悉身体的反应，和腹中的胎宝宝建立更紧密的联系，培养冷静、平稳的心态，学习控制肌肉的收放，让孕育新生命的日子充满力量。

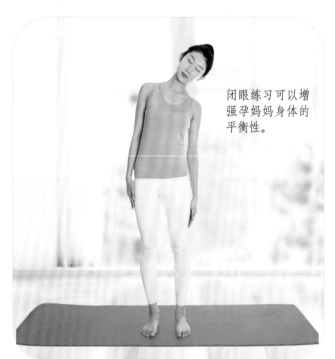

闭眼练习可以增强孕妈妈身体的平衡性。

山立式
保持身体平衡

此套动作可以帮助孕妈妈恢复身体活力，增强身体平衡感和稳定感，纠正不良体态。对于颈椎、腰椎不舒服的孕妈妈而言，这是一个简单而有效的锻炼。在练习平衡能力的同时，还可以改善血液循环，从而保持头脑清晰。

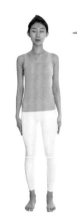

1. 取站姿，闭双眼靠墙站立，将双脚脚跟、小腿肚、双臀、双肩、后脑枕骨处贴靠墙壁。双脚均匀承重。

2. 进一步收缩臀部肌肉，继续收紧大腿内侧肌肉，身体可以前后或左右摆动。

3. 保持这个姿势足够长的时间，然后慢慢睁开眼睛，轻轻抖动双脚。

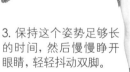

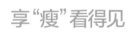

享"瘦"看得见　看似简单的瑜伽动作往往比复杂的动作对身体更有益处。孕妈妈在空闲时练练此动作，能有效地拉伸全身的肌肉，活化颈椎，美化脊柱，拥有好气色，塑造孕期好体形。

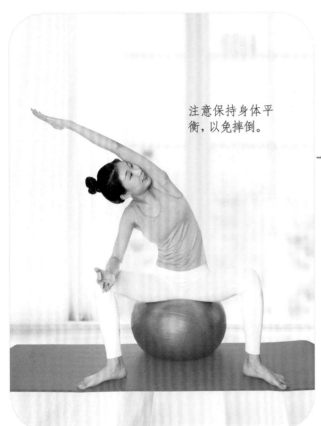

注意保持身体平衡，以免摔倒。

1. 端坐于球上，双脚分开宽于肩膀，脚尖向外打开，稳定双脚与双腿，脊柱向上延伸，双手自然地放在两膝上。

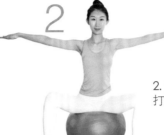

2. 保持均匀的呼吸，吸气时打开两侧手臂侧平举。

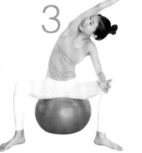

3. 呼气时左手肘弯曲，放于左膝上；右手臂向左上方伸直，手臂外旋至耳朵旁边，目光通过大臂内侧看向右上方，保持 3 组呼吸。

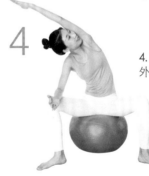

4. 按照步骤 3，换另外一侧进行练习。

坐球侧伸展
缓解胸闷情况

在怀孕的过程中，有些孕妈妈经常会感到胸闷、背部不适，坐球侧伸展不仅能帮助孕妈妈充分舒展胸腔，释放侧肋的压力，还能帮孕妈妈缓解呼吸不畅与背部疼痛。需要注意的是，在旋转伸展的过程中，孕妈妈一定要注意保持身体平衡，在分娩球上坐稳，避免摔倒。

享"瘦"看得见

借助分娩球的帮助，不仅能锻炼孕妈妈的平衡感，更能给孕妈妈的腹部区域带来轻盈感，从而缓解因怀孕带来的腰背疼痛，改善呼吸状态，同时还能锻炼盆底肌，有助于顺利分娩。通过练习还可以减少腰两侧多余的脂肪。

拉椅子
打开胸腔

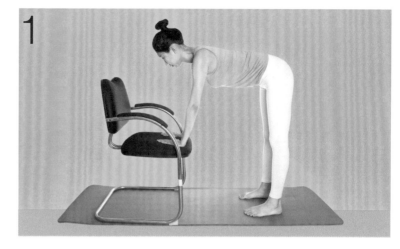

1. 双手伸直支撑，
以保持身体平衡

双手扶住椅子座，双脚分开与肩同宽，双脚外侧平行于瑜伽垫边缘。

运动小细节：选择稳定性高的椅子。

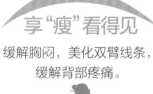

2. 时刻保持平衡，
身体缓慢向前伸展

双脚向后移动至双手臂伸直后刚好能搭到椅子背上，双腿与地面垂直，颈部保持与脊椎平直，视线自然向下方看。

运动小细节：双脚仍然分开与肩同宽，同时要注意双脚平行，力量分布均匀。

3. 尽量下压，
背部、手臂呈一条直线

背部、颈部、头部下压，腋窝、侧腰都保持伸展，腿尽量保持伸直，停留5~10组呼吸后还原。

运动小细节：仔细体会身体的伸展与压力的释放，注意脚内侧不要向上翻起。

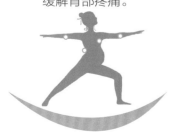

享"瘦"看得见

缓解胸闷，美化双臂线条，缓解背部疼痛。

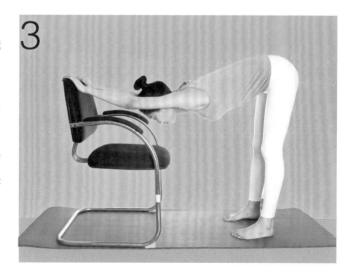

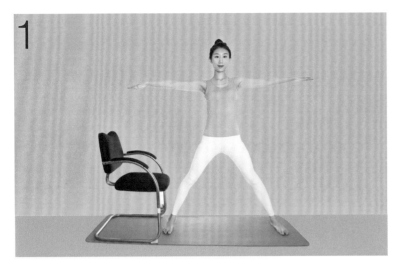

三角式
增加平衡感

1. 选择稳定性高的椅子，
避免运动中发生危险

准备一把椅子放在身体右侧，双脚分开约一条腿的长度，手臂打开侧平举。

运动小细节：一定要找一个防滑的垫子，如果脚出汗了，要停止运动，把脚汗擦干后再继续，以免滑倒导致危险发生。

2. 缓慢转动身体，
尽量保持身体平衡

右脚置于椅座下端，趾尖向右侧打开90°，左脚脚尖微微内扣，右脚跟与左足弓对齐，同时吸气。

运动小细节：使重心保持在腰腹部，胳膊与肩平行，保持 30 秒钟后放下，再向上举起胳膊，也可以叉腰，左右摇摆腰部。

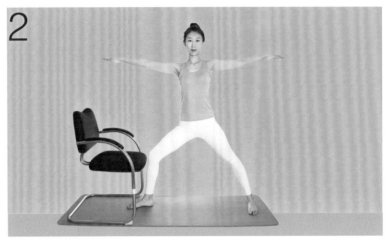

3. 增加双腿力量，
缓解背部疼痛

呼气时右手臂屈肘置于椅座上，胸腔向左侧旋转，同时转动颈部，眼睛向上看，保证双腿大腿肌肉收紧，膝盖自然向上提起，体会胸腔的舒展与双腿的拉伸。保持此姿势停留 5 组呼吸。

运动小细节：手一定要扶稳椅子，感觉大腿处过于疼痛时，可以减小左右脚之间的距离。动作要舒缓，要缓缓地弯腰。

坐山式
矫正胸型，保护乳房

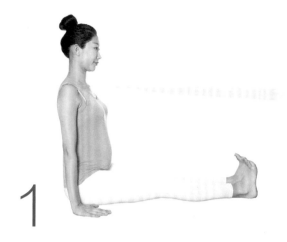

1. 坐在垫子上，双腿向前伸直，腰背挺直，双手放在臀部两侧的地面上，目视前方。

运动小细节：脚尖可以向前或向后绷直，以锻炼腿部肌肉。腰背要挺直，挺起胸膛。

2. 弯曲右腿，将右脚放在左大腿根部。

运动小细节：尽量将右脚贴近左大腿根部。若孕妈妈无法做到动作标准，无须强求，根据自身情况来做即可。

3. 弯曲左腿，将左脚放在右大腿根部。

运动小细节：将左脚放在右大腿根部，脚跟抵向右侧小腹。将右脚脚心向天，尽量放在左大腿根部，脚跟抵向左侧小腹。

4. 双手在胸前合十。

运动小细节：始终保持后背挺直向上。

5. 吸气，十指相交，双臂高举过头顶，掌心向上，双臂不要弯曲，上半身保持挺直。

运动小细节：吸气时，将重心转移至臀部后侧，与脊柱成一条直线，这样才能达到运动效果。

6. 呼气，低头，下巴触碰锁骨，背部挺直，保持片刻，恢复至基本坐姿即可。

运动小细节：每次可以做 5~10 组，每做完一组，可以活动一下肩颈部，如做做耸肩动作或颈部向后仰的动作，以放松肩颈部。

不规范动作

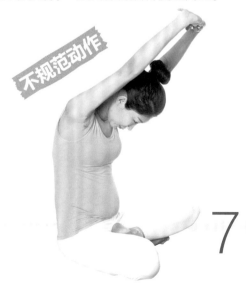

7

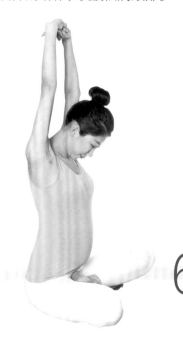

6

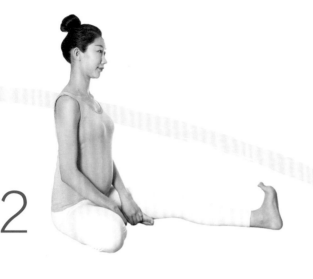

2

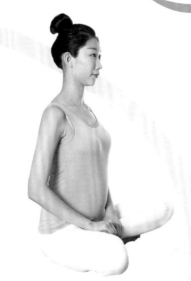

3

7. 不规范做法：在做动作时一定要挺直背部，切不可弓着腰。

运动小细节：膝盖尽量贴向地面，并在极限边缘尽量长时间保持姿势。手臂一定要充分拉伸，以达到锻炼手臂肌肉的效果。

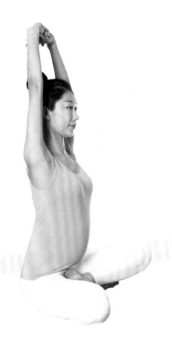

5

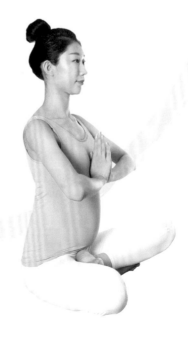

4

英雄坐
促进消化功能

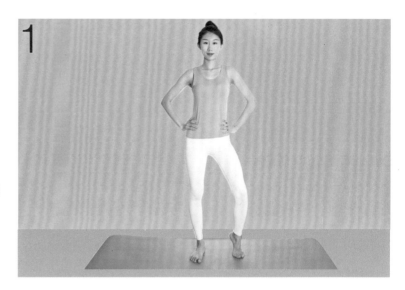

1. 运动前做好准备热身，
防止运动中出现不适

站在瑜伽垫子上，先左右活动一下脚尖，然后将腿适当向上抬，也可以踏步。此类热身运动有助于促进双腿血液循环。

运动小细节： 做瑜伽时不要穿着袜子，以防打滑。

2. 借助瑜伽砖完成，
也可将毯子折叠起来代替瑜伽砖

在双脚中间准备好一块或两块瑜伽砖，两膝并拢，双脚分开放在瑜伽砖的两边，用手将小腿的肌肉向两侧和后侧推开，再向后坐在瑜伽砖上（也可直接坐在垫子上）。

运动小细节： 保持两膝并拢，不要分开，这样臀部才能坐在两腿中间。

3. 腰背挺直，
舒展胸廓

坐在瑜伽砖上，小腿胫骨和脚踝向下推向地面，背部向上直立，双手放于身体两侧，帮助身体向上轻松坐起。因为是坐姿，所以可以保持3~5分钟，再起来活动。

运动小细节： 背部向上直立时，想象自己轻柔地将宝宝抱回到怀里，胸廓上提，感受胸廓的舒展。

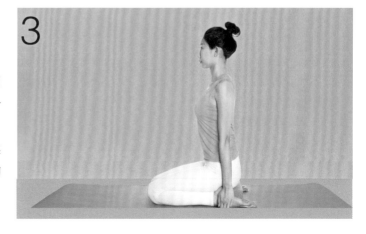

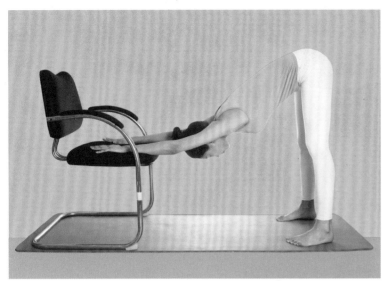

下犬式
缓解背部疼痛

1. 尽力下压上身，
舒展整个背部

双手扶椅面，双脚分开与肩同宽，慢慢后移，直到感觉到两肩和侧腰的伸展，双手用力向下按压椅背，目光自然地向下看，拉长背部，打开腋窝。停留5~10组呼吸。

运动小细节： 双腿要尽量保持伸直。

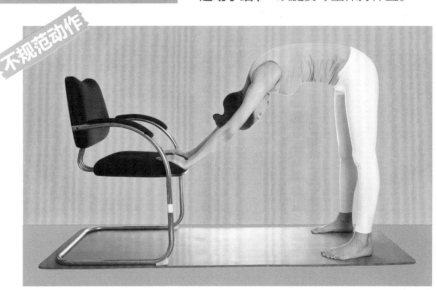

不规范动作

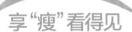

享"瘦"看得见
扩张胸部，缓解腰骶椎及背部疼痛，还能强化腹部线条。

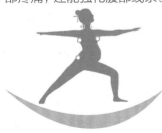

不规范做法
双脚随意分开，肩部拱起
双脚平行，脚尖内收，注意脚内侧不要向上翻起，不能形成外八字脚。背部要保持舒展平坦，力量集中在手臂部位，这样才能体会到拉伸的感觉。

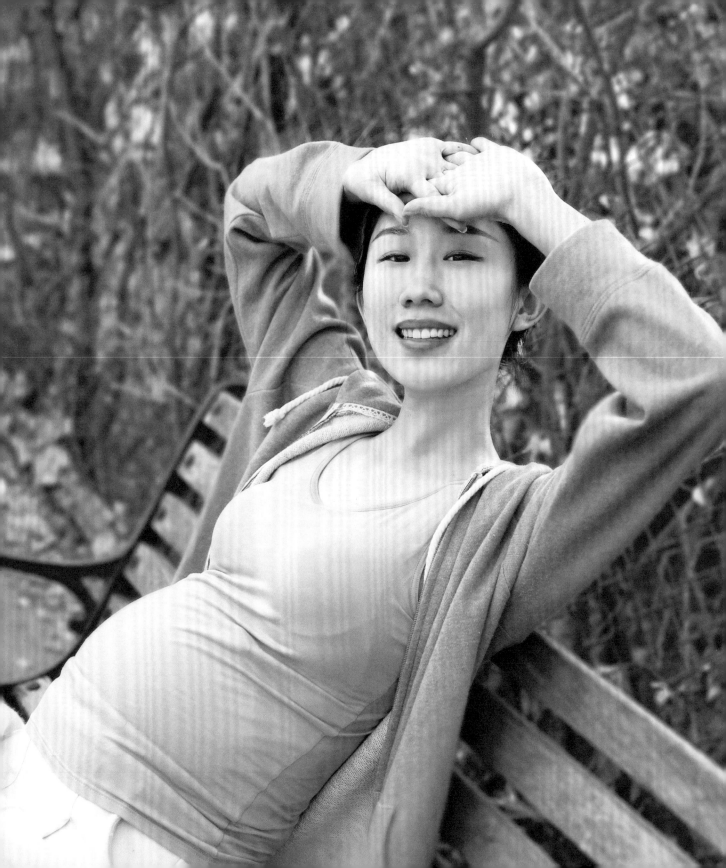

孕中期瑜伽

孕中期，胎宝宝进入稳定期，孕妈妈只要吃好、睡好、运动好，胎宝宝便会健健康康地成长。孕妈妈此时胃口大开，体重可能会直线上升。这时要坚持做瑜伽，运动量也要比前3个月多一些，一是可以达到控制体重的目的，二是可以为胎宝宝做运动胎教，这样母子都受益。同时，孕中期做做瑜伽，还可以有效地帮助孕妈妈调整身体和心理状态。

孕中期，适当加大运动量

孕中期是胎宝宝迅速成长发育的时期，因此孕妈妈每天需要补充充足的营养素来保证胎宝宝的正常发育。随着妊娠反应的消失，孕妈妈的胃口也开始大增，所以孕中期也是孕妈妈主要的体重增长期。为了控制体重，增强体质，给胎宝宝提供舒适的生长环境，孕妈妈在孕中期可以适当加大运动量。

运动可改善身体情况

女性在怀孕后身体会发生较大的变化：身体负担加重，易于疲劳，浑身酸痛，活动不便，心情常常会受影响等。适当的体育活动能调节神经系统功能，增强心肺功能，促进腰部及下肢血液循环，减轻腰酸腿痛、下肢水肿等症状，还能帮助消化，减少便秘，促进睡眠，改善身体状况。

孕妈妈注意饮食，多吃蔬菜，再搭配合理的运动，对控制体重很有帮助。

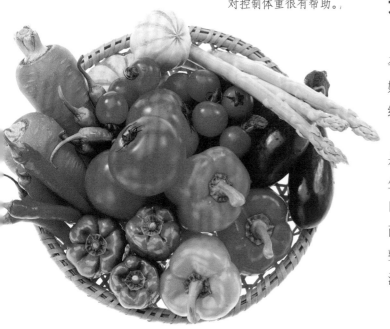

补充营养的同时别忘了运动

孕妈妈只吃不运动，势必会超重。超重不仅会有生出巨大儿的风险，也极易使孕妈妈患上妊娠高血压、妊娠糖尿病等疾病。

为了自己和胎宝宝的健康，孕妈妈要学会控制体重，一方面要注意饮食，另一方面要注意运动，这样不仅可避免孕期增重过多，还能改善孕期的各种不适，有利于顺产，也有利于孕妈妈产后更快恢复窈窕身姿。

运动能增强抵抗力

运动可以达到增强免疫力、延缓衰老的目的。孕妈妈运动时要掌握好运动强度和运动时长。孕妈妈循序渐进、持之以恒地锻炼身体可以增强免疫系统功能。

运动为什么能提高孕妈妈的身体免疫力呢？这是因为运动可以使中性粒细胞升高，这种细胞可产生干扰素，能增强自然杀伤细胞、巨噬细胞和T淋巴细胞的活力和数量，这些免疫细胞可以吞噬病毒，而在运动时，干扰素的分泌比平时要多。孕妈妈在整个孕期都要坚持运动，以保持免疫细胞数量和活力，提高自身的免疫力。

每天定时运动，形成规律

每天定时运动可以促使孕妈妈的身体达到一个健康的状态。当运动成为习惯后，孕妈妈即使想偷懒也不行了，因为身体会表达各种不舒服的感受，这样孕妈妈就只能起身运动了。所以一旦实行运动计划后，孕妈妈就要坚持，这样身体会慢慢适应运动的状态。

工作间隙做伸展操

每工作一段时间，如 45 分钟至 1 小时，孕妈妈可以放下手头的工作，左右活动一下颈部，或者抬抬腿、伸伸胳膊，也可以起身走走，爬爬楼梯，还可以到阳台或茶水间做做摆腰运动，或者甩甩胳膊。虽然运动量不大，但可以起到活动筋骨的作用，长期坚持，孕妈妈的身体会更灵活，到孕晚期时身体也不会显得太笨重。

饭后散步

饭后散步既能消食，又能促进胎宝宝的健康发育，如果有家人的陪伴，还可以增进感情。午饭后散散步，晒晒太阳，可以促进钙的吸收。所以散步是有很多好处的。

孕中期的运动宜忌

宜做的运动

♥ 散步：散步是适合整个孕期的活动，可以放松身心。

♥ 游泳：此时游泳能锻炼腹部、腰部和腿部的力量，增强肺活量，提高身体协调性。

♥ 广播体操：做些简单的动作，更有利于活动全身，缓解不适。

不宜做的运动

♥ 压迫腹部的运动：随着孕期的增加，孕妈妈的肚子越来越大，孕妈妈要避免做压迫腹部的运动，以免影响胎宝宝发育。

孕妈妈开始实行运动计划后，就要坚持，让身体慢慢适应运动的状态。

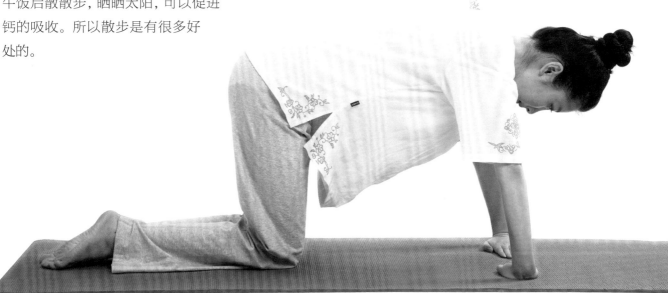

孕期动一动，可以预防"巨大儿"

孕妈妈经常适度锻炼是非常有好处的，一方面可以控制自己的体重，另一方面还可以使宝宝达到健康的出生体重。

有氧运动会使孕妈妈的身体状况发生变化，这种变化会在某种程度上影响胎宝宝生长发育所需的营养供应，防止营养过剩，从而预防胎宝宝成为"巨大儿"。而且，实践证明，如果宝宝出生时体重过重，今后肥胖的概率就会很高。

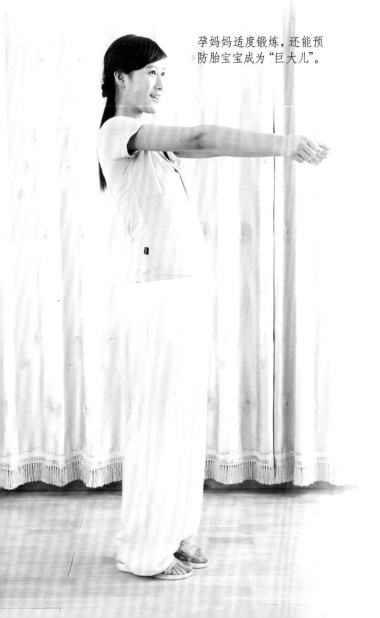

孕妈妈适度锻炼，还能预防胎宝宝成为"巨大儿"。

运动过量，对胎宝宝有危害

孕妈妈在运动过量时，胎盘血液需求量和肌肉血液需求量会出现竞争分配的现象，胎盘血液供应量不足会影响胎宝宝的发育。

在运动时，如果子宫胎盘供氧不足，胎宝宝的心跳就会变得不规则，同时在停止运动后会有心跳过慢的现象。

如果孕妈妈运动过量，胎宝宝的心跳、血液循环势必受到影响，而且随着孕妈妈体温的升高，胎宝宝体温也会升高，有时甚至会出现运动导致的"胎儿过热症"，此症状对胎宝宝是相当危险的。

 运动时胎宝宝动得厉害怎么办

♥ 如果孕妈妈只是轻微地运动，胎宝宝就动得很厉害，休息后，胎动明显减少，说明胎宝宝是喜欢这项运动的，或者孕妈妈运动的时间赶上了胎宝宝运动的时间，这种情况不用担心，孕妈妈继续运动或者休息一会儿再运动就可以。如果孕妈妈加大了运动量后心跳加快，胎动也变得剧烈，就要马上停止运动。

根据自身情况调整运动

为了产后体形的恢复，也为了能顺利分娩，孕妈妈一定要坚持运动。从孕中期开始，孕妈妈的运动内容应随时进行调整。有些孕妈妈认为，在孕期只要没有异常，做什么运动都是可以的。这种观点是错误的。尽管锻炼对健康有益并可有效地控制体重增加，但是超负荷的运动会造成身体损伤和缺氧。因此，孕妈妈应根据自己的情况及时调整运动量，尽量不要剧烈运动。

合理运动助顺产

在自然分娩过程中，子宫收缩的频率、强度因每个孕妈妈的体质不同而有很大不同。研究发现，平时喜欢运动的孕妈妈比平时不爱运动的孕妈妈子宫更有弹性、更有力度，在自然分娩过程中，子宫收缩的频率也会更快些。因此，想要顺产的孕妈妈除了按照产科医生指定的日期做好产检，在注意营养的同时控制好体重，平时也应该进行适当的锻炼，因为一些合理的运动可以帮助孕妈妈顺利生产。

侧腔呼吸

吸气时尽量让肋骨感觉向两侧扩张，呼气时则要让肚脐向背部靠拢，这样有助于加强骨盆底部和腹肌的收缩能力。

力量型训练

如蹲举动作：孕妈妈双手自然下垂，两脚与肩同宽，脚尖正对前方，然后吸气往下蹲，蹲到大腿与地面呈水平，呼气站立。下蹲时，应注意膝盖不能超过脚尖，鼻尖不能超过膝盖。孕期中，孕妈妈的体重增加会给膝盖造成较大压力，蹲举类运动不仅可以锻炼腿部耐力，还有助于增强腹部和臀部的收缩功能，增加生产时的力量。

举哑铃、杠铃

托举小重量的哑铃或杠铃，可以加强手臂的忍耐力，增强腹部和腰部肌肉的柔软性。

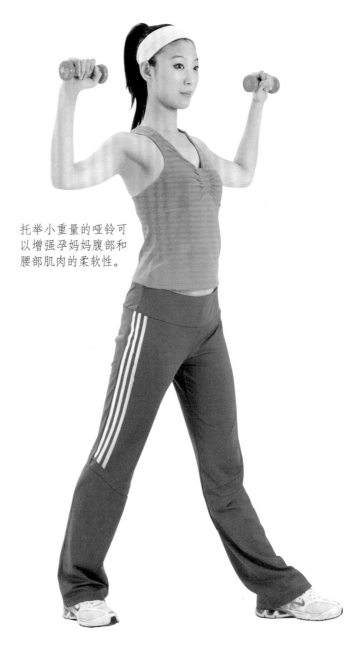

托举小重量的哑铃可以增强孕妈妈腹部和腰部肌肉的柔软性。

运动也是胎教的一种方式

胎教并不是只有音乐胎教、艺术胎教等形式，适量运动也是一种健康的胎教，为了胎宝宝的健康，孕妈妈也要学会适当运动。运动胎教对胎宝宝的好处多多，孕妈妈来了解一下吧。

促进胎宝宝正常生长发育

运动不仅能使孕妈妈身体健康，也可以增加胎宝宝的血液供氧，加快新陈代谢，从而促进胎宝宝的生长发育。

促进孕妈妈、胎宝宝对钙的吸收

孕妈妈去户外运动，可以呼吸大量的新鲜空气，阳光中的紫外线还有助于合成维生素 D，促进体内钙、磷的吸收利用，既有利于胎宝宝的骨骼发育，又可以防止孕妈妈发生骨质软化症。

帮助胎宝宝形成良好个性

孕期不适常会使孕妈妈的情绪产生波动，胎宝宝的心情也会随之变化。运动有助于改善孕妈妈的身体疲劳等不适感，使孕妈妈保持心情舒畅，有利于胎宝宝形成良好的性格，是一种很好的胎教形式。

促进胎宝宝大脑发育

孕妈妈运动时，可以向大脑提供充足的氧气和营养，促使大脑释放脑啡肽等有益物质，这些物质可以通过胎盘进入胎宝宝体内。运动会使羊水摇动，而摇动的羊水可以刺激胎宝宝全身的皮肤，就好比给胎宝宝做按摩。这些都十分有利于胎宝宝的大脑发育。

坚持做孕期瑜伽好处多

在怀孕期间，尽管孕妈妈要非常小心地保护胎宝宝，但也不能因为过于谨慎而停止运动。孕中期，孕妈妈和胎宝宝均处于平稳时期，此时正是练习孕期瑜伽的好时机。通过练习瑜伽，使身体各部位挤压、扭转、弯曲、伸展、平衡，可以达到孕期控制体重、塑形的目的。

此外，孕期瑜伽还可以增强孕妈妈的体力和肌肉张力，让身体更具平衡感，并提高肌肉组织的柔韧度和关节的灵活度。同时刺激腺体分泌激素，促进血液循环，还能够很好地控制呼吸。练习瑜伽也可以起到按摩内部器官的作用，还有助于改善睡眠，让孕妈妈形成积极健康的生活态度。

孕期瑜伽可以帮助孕妈妈增强身体的平衡感，提高肌肉组织的灵活性。

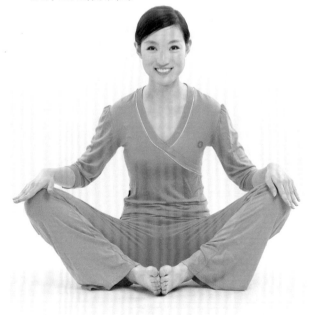

孕期瑜伽可以缓解孕期不适

怀孕后，孕妈妈的身体可能会出现各种不适症状。适当进行孕期瑜伽，可以改善神经系统功能和心肺功能，促进血液循环，缓解腰酸腿痛、下肢水肿等症状，还能有效防治便秘，改善睡眠，从而使身体状况得到改善。

缓解腰酸背痛

孕期适度练习瑜伽可以大大改善肌肉的柔软性及关节的灵活性，增加肌肉的强度和耐力。除了瑜伽外，步行、游泳、慢跑等全身性的运动对于缓解腰酸背痛也是有好处的。孕妈妈空闲时做做下面的小动作，也有利于预防和治疗腰酸背痛。

仰卧，双膝弯曲，双手抱住膝关节下缘，头向前伸，贴近胸口，使脊柱、背部及臀部肌肉呈弓形，然后再放松，每天做数次。

这是个减轻腰酸背痛的好方法。此动作可在孕4月后开始做。

缓解肩膀痛

孕妈妈经常会感到脖子周围的肌肉发紧和肩胛骨处疼痛，尤其是保持一个姿势不动时，这种疼痛感会逐渐加重。这种疼痛感还会随着分娩日期的临近而变得越来越严重。为了及早预防，孕妈妈可以做几组有助于缓解肩膀痛的瑜伽练习动作。平时还可这样做：站立，双手交叠放于头后，将腰背部尽量挺直，呼气，努力向上拉伸颈部，好像要努力伸长脖子一样，坚持几秒钟，使自己尽量放松。然后再重复几次。孕妈妈在看电视、上网或聊天时，可以每隔一两个小时就做一次这样的动作。

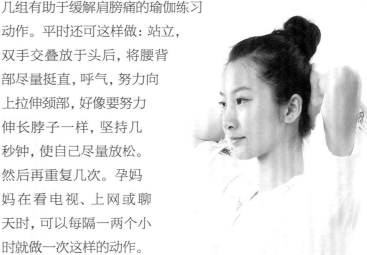

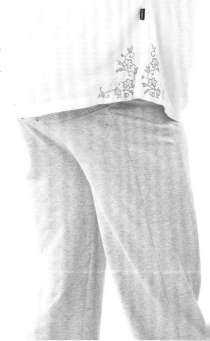

孕妈妈在看电视时，每隔一两个小时做做运动，可以缓解脖子僵硬及肩膀疼痛。

3招防小腿抽筋

♥ 注意补钙：孕妈妈每天必须保证摄入约 1 500 毫克的钙，若钙摄入不足，必将造成血钙低下，将增加肌肉神经的兴奋性，导致肌肉收缩，继而出现抽筋。

♥ 不久站，不走太多路：腿部肌肉负担增加会导致局部酸性代谢产物堆积，引起肌肉痉挛。

♥ 注意腿部保暖：冬季裤子穿得薄或者睡觉时腿着凉，都有可能引起抽筋。

孕期抑郁不可忽略

很多人都听说过"产后抑郁症",但对"孕期抑郁症"及其危害性却知之甚少。如果孕期抑郁症处理不好,其危害性不亚于产后抑郁症,严重者还会危及孕妈妈和胎宝宝的生命。

导致孕期抑郁症的原因

生育期的女性是精神病易感人群。调节能力差的孕妈妈,如果没有得到适当的照顾,心理压力又过大,就可能会表现出躁狂、抑郁、精神分裂等症状。

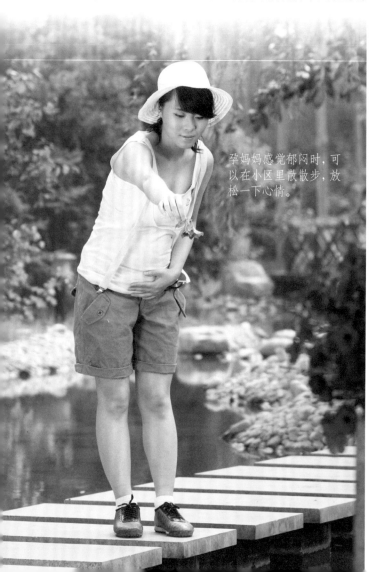

孕妈妈感觉郁闷时,可以在小区里散散步,放松一下心情。

心理落差:怀孕后不能尽情地享受美食,不能无所顾忌地逛街,不能再穿高跟鞋,这让有些孕妈妈接受不了,因而会闷闷不乐。

体内的激素水平变化显著:孕妈妈体内的激素水平变化显著会影响大脑对情绪的调节,这将会使孕妈妈比以往更容易焦虑。

家族或本人有抑郁史:如果孕妈妈的家族中或本人曾有过抑郁史,那么就会更容易患上孕期抑郁症。人际关系方面出现问题也是女性在孕期和产后患抑郁症的主要原因之一。

孕期抑郁症的表现

如果孕妈妈在一段时间(至少两周)内有以下4种或以上症状,则可能患有孕期抑郁症。如果其中的一种或两种情况近期特别困扰孕妈妈,则必须引起高度重视。

☐ 不能集中注意力。

☐ 焦虑。

☐ 极端易怒。

☐ 睡眠不好。

☐ 非常容易疲劳,或有持续的疲劳感。

☐ 不停地想吃东西或者毫无食欲。

☐ 对什么事都不感兴趣,总是提不起精神。

☐ 持续的情绪低落,想哭。

☐ 情绪起伏很大,喜怒无常。

心情郁闷时,娱乐放松或练练瑜伽

放松是解决抑郁问题的好途径。可以选择远离居室、工作场所,和家人、朋友外出旅行,找朋友聊天或看电影,练练瑜伽,看球赛,唱歌,跳舞,照相,听音乐，逛商场等，都可以让孕妈妈放松，保持好心情。

适当地做做孕期瑜伽，可以很好地帮助孕妈妈保持心态平和，不管是对身体的调节还是对心理的疏导，都有比较明显的帮助，还能帮助孕妈妈缓解抑郁等症状。孕妈妈心情愉悦，也有助于胎宝宝以后形成比较开朗的性格。因此，孕妈妈平时在家人的陪伴下每天做瑜伽练习15~30分钟，将会获益颇多。

孕期瑜伽更要注意次数和时间

孕妈妈如果孕前就一直在运动，怀孕后身体状态也比较好的话，那么孕期的瑜伽锻炼只要按照原来的运动次数和时间进行就可以了。孕妈妈如果之前没有进行过有规律的运动，那么要保证每天锻炼半小时，锻炼的次数要考虑自身的身体素质，如果容易感觉到疲劳的话，那么只要保证每周练习2次就可以了。每次运动的时间最好不少于15分钟，否则运动量不够，对胎宝宝和自身健康都不会有多大的改善。如果超过30分钟的话，运动时间过长，会对身体造成比较大的压力。

练习瑜伽的强度要因人而异

孕中期虽然适合孕妈妈运动，但是运动的强度也不能太大。如果强度过小，则对改善孕妈妈的健康起不到作用；如果强度过大，则可能会伤害到自己和胎宝宝。

孕妈妈可以通过测算心率或者运动时是否能正常地讲话来评测是不是训练强度过大了。孕妈妈的心率比普通人快，所以孕妈妈不能过度运动。如果在运动的时候能够连续地说话，则说明练习强度是相对适中的。

孕期瑜伽特别提醒

♥ 孕妈妈在练习瑜伽时应注意自我保护，避免摔跤、碰撞腹部。在孕中晚期，孕妈妈不适宜长时间做弯腰或蹲着的动作，以免压迫腹部或造成盆腔充血。

♥ 孕中期做运动应适量，因为这时候体重增加，下肢常有轻度水肿，所以双脚易感觉疲劳，可以做一些缓慢的垫上运动。

如果孕妈妈有椎骨增生、椎间盘突出、骶骨腰椎化等问题，年龄过大或是有任何严重疾病，一般状态下的血压超过180/100毫米汞柱，患有糖尿病、动脉硬化、严重的心脑肾综合征等情况，就需要在医生或专业教练的指导下练习。

此外，每次练习结束后，应该仰卧放松休息，让身心得到有意识的放松，使身体能量恢复充盈，并在体内重新分配，绷紧的神经得到松弛，从而有效避免或减轻练习后可能出现的疲劳以及迟发性肌肉酸痛。

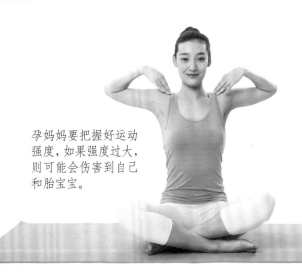

孕妈妈要把握好运动强度，如果强度过大，则可能会伤害到自己和胎宝宝。

孕 4 月

随着孕期月份的增加，增大的腹部会给孕妈妈带来一些压力，孕妈妈容易出现腰背酸痛的症状。适当的瑜伽练习可以帮孕妈妈改善内分泌，预防和改善尿频、白带异常、腰背酸痛等不良症状。同时，这个月应加强腿部的锻炼，增强腿部力量和耐力，促进血液循环和胎宝宝发育，并有助于分娩，对预防孕妈妈因运动量不足而造成的血液循环不良也十分有效。

坐球幻椅式
强壮腿部肌肉

1. 先调整呼吸，

再开始接下来的动作

将分娩球放在身体后面，孕妈妈站在分娩球前，双脚分开，略宽于肩。

运动小细节：在这一步骤里，孕妈妈要做的主要动作是调整好呼吸，静下心来，准备下一步的动作。

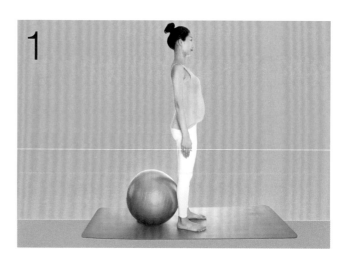

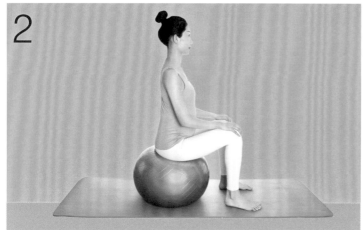

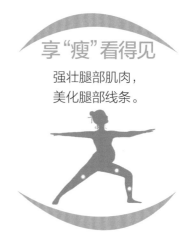

享"瘦"看得见

强壮腿部肌肉，
美化腿部线条。

2. 找到重心，

保持身体平衡

身体缓缓向下坐在分娩球的正中心或略靠前的三分之一处，一定要坐稳。

运动小细节：坐下来后，背部向上挺直，两肩放松。双手自然放于大腿上方，脚尖朝向正前方。

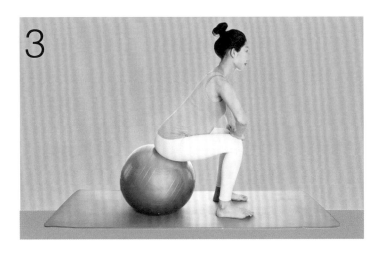

3. 用手臂支撑腰背部，
准爸爸也可以参与其中

呼气时将双手放在膝盖上，双腿发力，将臀部向上抬起，但注意不要完全离开球的表面。

运动小细节： 刚开始做时，可能腰部会感到吃力，这时可以用手臂的力量来支撑腰背部，稍停留两三秒后，再重新坐到球上，反复两三次，使腰部和身体逐渐适应。

4. 感觉累可以稍作休息，
再进行下一组动作

如果感觉双腿可以平稳地支撑身体，可将手臂抬起至与肩同高的位置，背部依然保持挺直状态。不要含胸弓背，否则会使身体疲劳。下次吸气时，再慢慢地坐回球上。重复做5~8组呼吸的蹲坐。

运动小细节： 双腿和双脚同时用力，身体也要将重心下压在球中央，以此保持自身的平衡，避免发生危险。

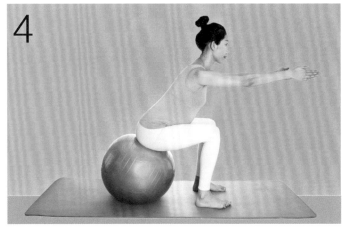

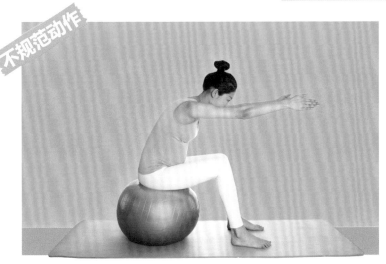

不规范动作

不规范做法
含胸驼背，腰背挺不直

含胸驼背，不仅不能很好地起到锻炼作用，而且也容易压迫腹部，引起不适。最好让上身与下身的夹角呈45°，这样孕妈妈会觉得轻松许多。

蹲式
活动腿部和盆底肌

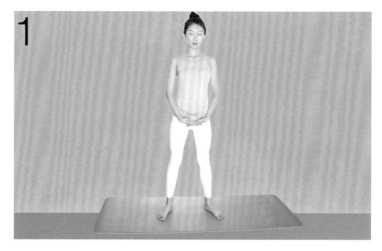

1. 运动前可以先热身，
活动一下脚腕，抬抬腿

双脚分开，双脚脚尖指向外侧。双手十指相交，两臂轻松地下垂。

运动小细节：在这个过程中调整呼吸至均匀状态，也可以闭起眼睛静静地冥想片刻。

2. 下蹲动作要缓慢，
尽量保持身体的平衡

呼气，两脚分开，两膝弯曲，慢慢将身体重心降低，同时两臂伸直向前举平。降低约 30 厘米后，吸气，缓缓地伸直双腿恢复挺身直立的姿势。

运动小细节：整个动作一定要轻柔，不要猛蹲猛站，以免使心率加快，并使腿部压力过大。

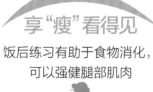

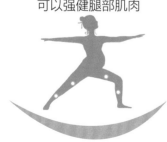

享"瘦"看得见

饭后练习有助于食物消化，可以强健腿部肌肉

3. 腰背挺直，
舒展胸廓

坐在瑜伽砖上，小腿胫骨和脚踝向下推向地面，背部向上直立，双手放于身体两侧，帮助身体向上轻松坐起，持续 3~5 分钟。

运动小细节：因为是坐姿，可以尽量在此体式中保持时间长一些，再起来活动。

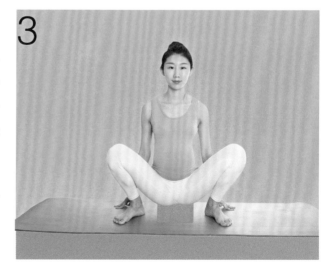

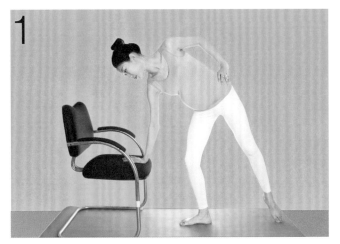

半月式

舒展下腹部

1. 右手和右腿支撑，
保持身体平衡

椅子放于瑜伽垫边缘，右手扶椅座，右脚脚尖与右手的方向一致，左手扶于髋关节外侧，左腿向后伸直，脚尖点地，身体转向右侧。

运动小细节：椅子要选择底盘稳固的，这样能很好地帮助孕妈妈支撑身体，以免摔倒。

2. 尽量将肩膀打开，
体会胸部扩张

吸气、呼气时稳住身体，将左腿用力向上抬起，身体重心随之转到腰部，着力点为腿、脚和手臂，将左腿抬至与地面平行。

运动小细节：注意右腿不要太过用力，以免疼痛。左肩膀尽量打开，向后用力，体会胸部的扩张。

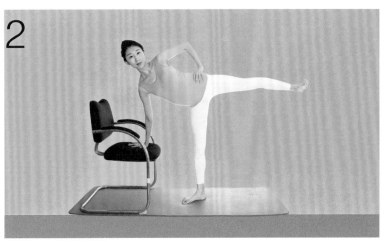

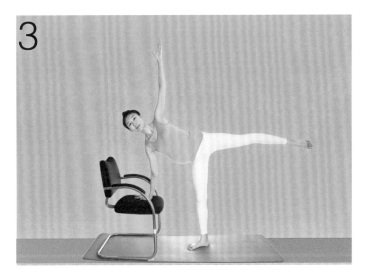

3. 重心放在右手和右脚，
尽量伸展全身

身体稳定后，可以将左手臂向上举起，与右手臂形成一条直线，目光向前或向上看。在此动作可以停留半分钟，充分体会身体舒展的状态。放松后，同样的动作换另一边进行。

运动小细节：若感觉舒服，孕妈妈可以保持动作的时间长一些，同时要保证呼吸均匀，有助于放松身心。

摩天式
缓解肩颈不适

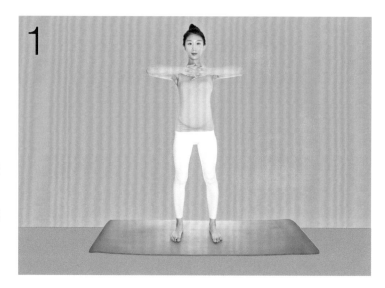

1. 运动前平静心情，
运动效果事半功倍

自然站立，双脚分开与肩同宽，双手十指交叉放于胸前，吸气。

运动小细节：一定要调整好呼吸，气息不均匀时可以多做几次深呼吸。

2. 肩部尽量放松，
体会手臂的延伸感

呼气，交叉的双手尽力向前伸展，膝盖不要弯曲，拉伸背部，保持 3~5 组自然呼吸，然后恢复到自然站立的姿势。

运动小细节：向前伸展的同时要使背部、手臂在一条直线上，并且与腿部成 90°，体会身体拉伸的感觉。

3. 经常背痛的孕妈妈，
可以经常做做此运动

交叉的双手慢慢由下向上，举到头顶上方的同时抬头看手。身体尽力向上伸展，胸部打开，腰部挺直。

运动小细节：体会腰背部的放松，经常背痛的孕妈妈可以多做此动作。

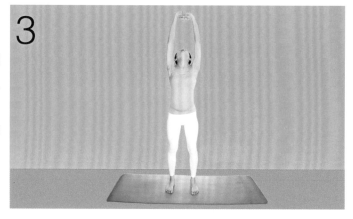

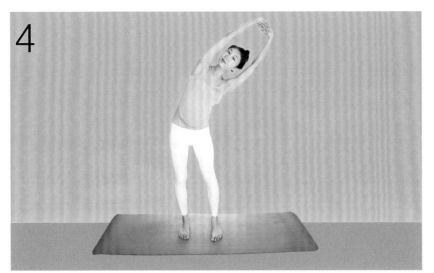

4. 拉伸的力度，

根据自身情况进行

慢慢呼气，腰部以下保持不动，双手向左侧弯，拉伸腰侧、背侧肌肉，保持5~10秒，然后再换反方向练习。

运动小细节： 注意拉伸的力度一定要根据自己的身体情况来进行，不可强求。

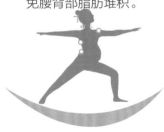

享"瘦"看得见

缓解肩颈部和腰背部的压力，增强腰背部的力量和韧性，避免腰背部脂肪堆积。

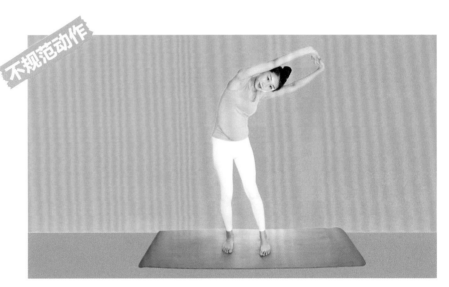

不规范做法

手肘弯曲，腰背挺不直

手肘不要弯曲，否则起不到锻炼的效果；腰背部要挺直，这样在做侧弯时可以对脊柱起到很好的按摩作用。

孕5月

孕妈妈的身体情况在经历了一系列变化后，到现在会稍微稳定下来。这一时期孕妈妈在休息好的同时要定期做一些运动，避免在同一个地方坐（或站）太久。另外，在运动的同时配合科学的呼吸方法可以使身体的肌肉得到锻炼，加强腹肌和骨盆底部的收缩功能，利于顺产。

巴拉瓦伽式（椅）
缓解胀气和便秘

1. 双腿中间夹一块瑜伽砖，双脚略分开，平稳地放在地面。身体挺直坐立，眼看正前方。

运动小细节：如果孕妈妈坐在椅子上时脚够不到地面，可以在脚下垫块瑜伽砖。

2. 吸气时，背部向上伸展，手臂上举。

运动小细节：孕妈妈要挺直腰背，手臂尽量伸直。如果觉得腹部有拉伸感可以不上举手臂。

3. 呼气时，带动身体向右侧扭转，双手抓住椅子的一侧扶手，在此调整一次呼吸。

运动小细节：身体在扭转的时候，不要屏住呼吸，要保持自然的呼吸。

4. 保持身体向上伸展，肩胛骨向背部收紧，肩关节后旋，上提胸骨，让脊柱在两肩胛骨之间凹入。

运动小细节：孕妈妈如果觉得扭转比较吃力，可以用双手扶住椅子来帮助身体扭转。

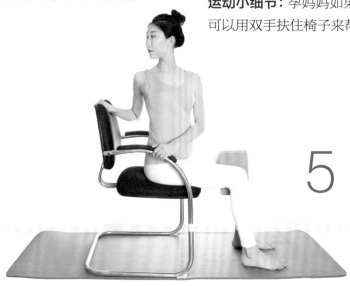

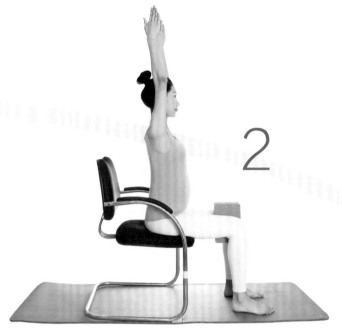

享"瘦"看得见

缓解胀气和便秘，避免体重暴增，
强健胸椎、腰椎和盆底肌。

5. 吸气时，身体继续向右后侧扭转，同时转头，
视线越过右肩；呼气时，身体回正，换另一侧
进行相同的动作即可。

运动小细节： 在做这个动作时，如果自身条件
允许要尽量达到标准，如果实在不行也不必
强行扭转，保持上个动作 3~5 组呼吸即可。

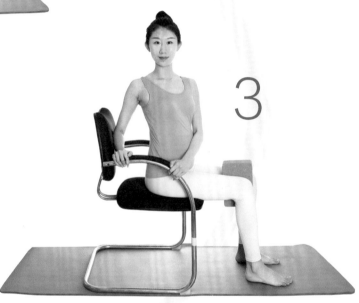

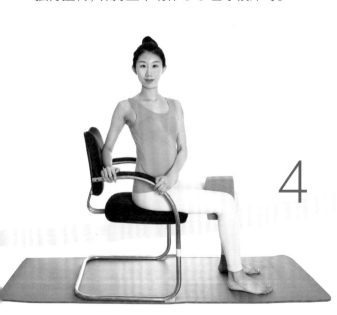

双角式
强健骨盆和下背部

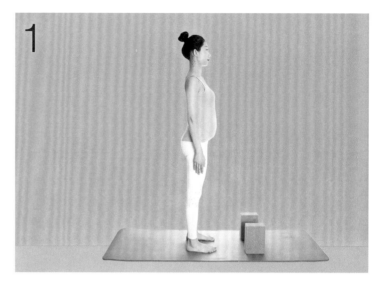

1. 运动时使用瑜伽砖，
帮助孕妈妈省力

站在瑜伽垫中央，瑜伽砖放在垫子前端。

运动小细节：肚子比较大、弯腰比较费力的孕妈妈，可以选择高一些的物体放在前面，如椅子、板凳等。背部要挺直，舒展一下脊背，可以使孕妈妈更有精神。

2. 双腿尽量伸直，
背部呈一条直线

双脚向两侧打开，分开的宽度与自己两肩等宽，双手放于髋关节两侧，如果可以，尽可能将手肘向身体后方多移动一些，体会胸廓的开阔与伸展。

运动小细节：先将两腿打开，在确定两脚站稳的情况下，再双手叉腰，这样有利于使身体保持平衡。

3. 如果觉得吃力，
做到自身能承受即可

吸气、呼气时慢慢屈膝，身体向前摆至与地面接近平行的位置，将重心稳定在自己的双脚上。

运动小细节：双腿直立，不要偏前，也不要偏后，双脚要完全着地，不要因为向下弯腰费力而使双脚内侧向上翻，这样受力面积小，孕妈妈容易滑倒，而且易使脚部受伤。

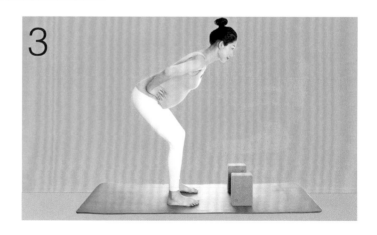

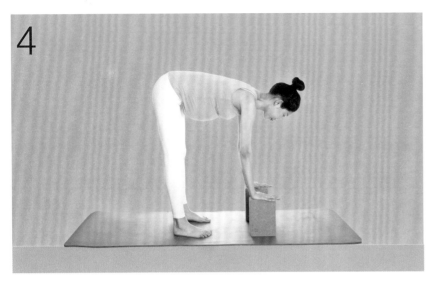

4

4. 在保持姿势的同时，
也要保证身体平衡

双手放于瑜伽砖上，同时向下推，体会手臂支撑身体的力量。双腿伸直，膝盖自然地向上提起，体会大腿发力的感觉，以此来找到脊椎向前延伸的感觉。

运动小细节： 在这个过程中，后背不要松懈，要一直保持平直的状态，保持 5~10 组呼吸。

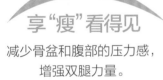

享"瘦"看得见

减少骨盆和腹部的压力感，增强双腿力量。

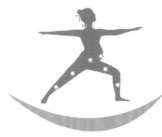

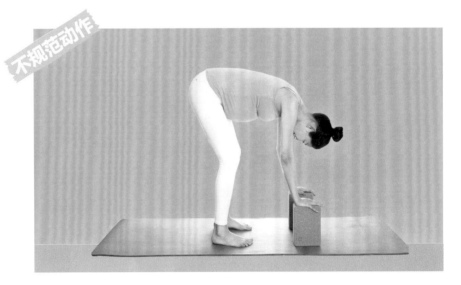

不规范做法
后背、手臂、双腿弯曲

后背要保持平直放松的状态，不要向上弓背，这样会使背部和肩膀感到疲劳。力量要用对，用手臂的力量来支撑整个上半身，而不是用背部的力量来支撑。

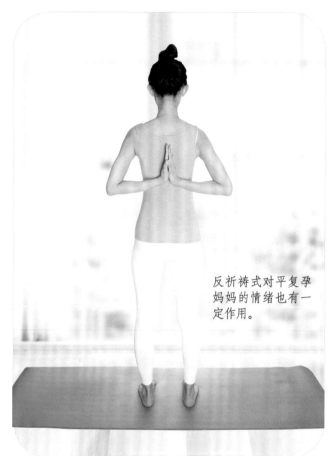

反祈祷式对平复孕妈妈的情绪也有一定作用。

反祈祷式

缓解颈肩僵硬

随着孕月的增加，孕妈妈会感到越来越多的不适感。孕妈妈的颈部、肩膀、背部出现酸痛，肘部和手腕也越来越僵硬，特别是经常坐在办公室的孕妈妈，身体越来越感到疲劳。有的孕妈妈因为肚子增大，还会出现重心不稳的现象，这样会给孕妈妈带来安全隐患。而反祈祷式瑜伽可以很好地避免这种现象，让孕妈妈在孕期也能挺胸直腰，拥有傲人的曲线。

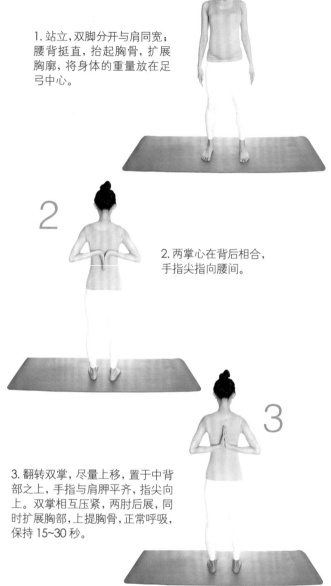

1. 站立，双脚分开与肩同宽；腰背挺直，抬起胸骨，扩展胸廓，将身体的重量放在足弓中心。

2. 两掌心在背后相合，手指尖指向腰间。

3. 翻转双掌，尽量上移，置于中背部之上，手指与肩胛平齐，指尖向上。双掌相互压紧，两肘后展，同时扩展胸部，上提胸骨，正常呼吸，保持 15~30 秒。

享"瘦"看得见

反祈祷式可以有效地展开胸廓，美化孕妈妈的胸部线条，纠正孕妈妈的不良体态；增强肩、颈、肘及手腕关节的柔韧性，同时可以增强背部肌肉的力量，消耗背部脂肪，让孕妈妈在孕期也能有很好的体态。

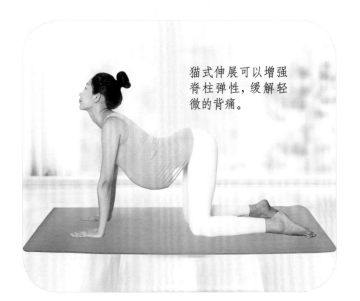

猫式伸展可以增强脊柱弹性，缓解轻微的背痛。

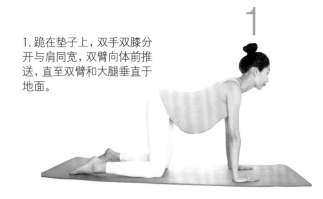

1. 跪在垫子上，双手双膝分开与肩同宽，双臂向体前推送，直至双臂和大腿垂直于地面。

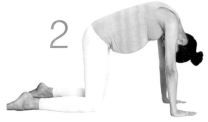

2. 吸气，弓背，头垂至两臂间，腰腹离地成拱形。屏气停留，重复8~12次。

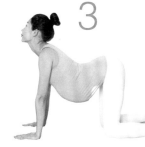

3. 呼气，收缩背部肌肉，压腰，翘臀，打开双肩，挺胸，头尽量向后仰。肩膀远离耳朵，头部不要压在自己的肩关节上，可随着呼吸的节奏做5~8次。

猫式伸展

柔软脊椎和背部

每当猫睡醒后，总会将前腿蹬直，然后向前伸一个大大的懒腰，猫式伸展就是模仿猫的这个动作而来。这套动作可以滋养神经，使颈、肩、腰、背得以放松。每天早上起床前缓慢地练习猫式伸展，可以帮助孕妈妈展开身体，让孕妈妈从早上就轻松起来，拥有美好的一天。此外，感觉脊椎、腰背僵硬时也做此套动作，可以得到有效缓解。

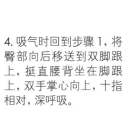

4. 吸气时回到步骤1，将臀部向后移送到双脚跟上，挺直腰背坐在脚跟上，双手掌心向上，十指相对，深呼吸。

享"瘦"看得见　　对于孕妈妈来说，猫式伸展式算得上效果很好的姿势，不仅使脊柱更加富有弹性，并放松颈部和肩膀，还能有助于分娩。在产后练习也极有益处，可以消除腹部多余脂肪，防治月经失调、产后性功能紊乱等疾病。

鸟王式
美化手臂线条

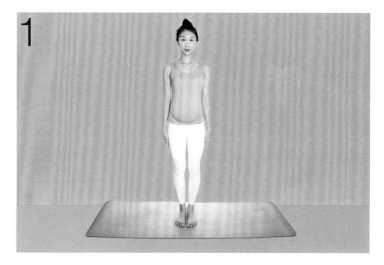

1. 双肩放松，

挺直腰板

站立姿势，双脚并拢，双臂自然下垂放于身体两侧。

运动小细节：双肩放松，不要含胸驼背，也不要过分挺胸凸肚。

2. 避免过分挤压腹部，

保持身体平衡

双手扶髋部，屈膝。

运动小细节：孕妈妈要避免过分挤压腹部。在屈膝扶髋的时候，要保持身体平衡。

3. 掌心尽量相对，

前臂与地面垂直

双臂相互交缠，右臂在上，左臂在下。

运动小细节：在交缠双臂时，前臂尽量与地面垂直。

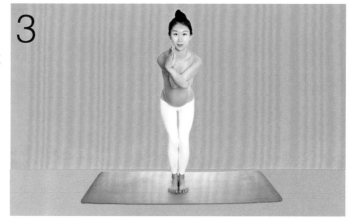

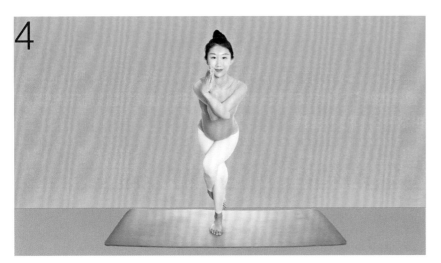

4. 交盘双腿,
保持身体平衡

抬左腿交盘于右腿上方, 保持髋关节稳定平衡, 以免身体前倾。

运动小细节: 孕妈妈要注意安全, 保持身体的平衡, 也可以在准爸爸的陪同下完成。

享"瘦"看得见

加强孕妈妈的身体平衡感,
消除上臂和上背部的脂肪。

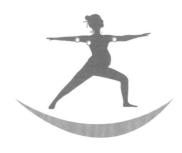

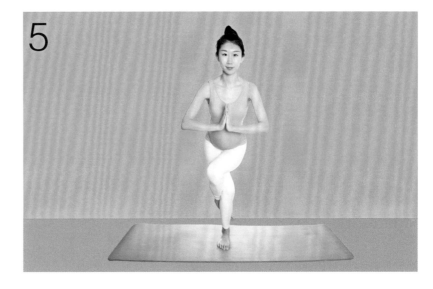

5. 根据自身情况,
降低运动难度

如果双手无法做到交缠, 可以合十于胸前, 掌心对推。

运动小细节: 如果左脚没办法缠绕小腿, 可以将左脚轻点地面。

孕6月

一些孕妈妈在这个月会出现水肿。一般来讲，孕妈妈在孕中后期由下肢静脉曲张引起的水肿在卧床休息后都能减轻或消失。孕妈妈避免穿过紧的裤子、鞋袜，不要长时间用过热的水洗浴，施以局部护理（如进行局部的冷敷），可以减轻或消除由水肿引起的不适感。

靠球幻椅
强健腰背与腹肌力量

1. 运动时要将球用身体固定住，
瑜伽砖可以帮助双膝保持平行

将球靠墙，背靠球，双脚分开与肩同宽，将1块瑜伽砖夹在双腿中间，双手扶髋。

运动小细节：在这个运动步骤里，孕妈妈主要是调整好呼吸，静下心来，准备下一步的动作。

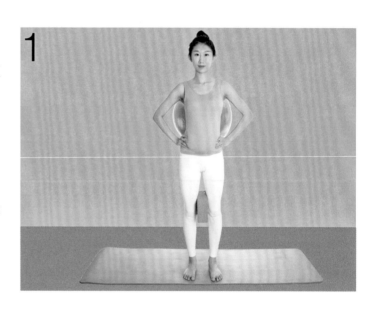

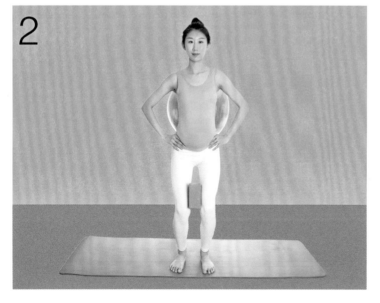

2. 屈膝时要保证球不掉落，
双膝与脚踝尽量垂直

吸气时胸腔扩展，呼气时弯曲双膝向下，双腿向内夹紧瑜伽砖。

运动小细节：弯曲双膝，尽量下蹲，背部向上挺直，两肩放松，脚尖指向正前方。

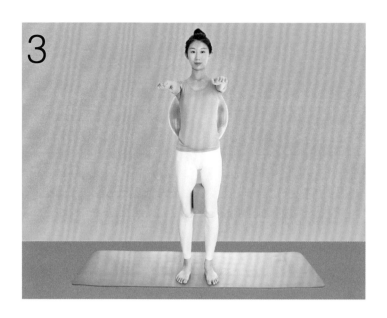

3. 起身时腰部贴靠分娩球，
并保持身体的平衡

吸气时，身体向上站起，双手平举，重复1组6次。

运动小细节： 在蹲下起身的过程中，腰部贴靠分娩球，用腹部的力量找到抱宝宝的感觉。

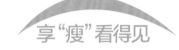

享"瘦"看得见

锻炼腰腹部肌肉，提升综合产力，减少腰背与腹肌的赘肉。

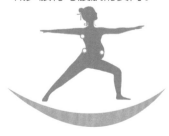

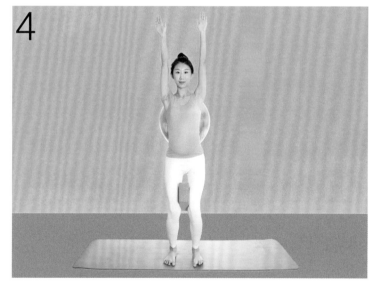

4. 手臂尽量向后伸展，
能夹紧耳朵更好

呼气时屈双膝向下，手臂向上举起且向耳后伸展，重复1组6次。

运动小细节： 手臂尽量向后伸展，如果觉得拉伸使腹部太紧张，可以在自己的能力范围内向后伸展。

半站立前屈
缓解背部压力

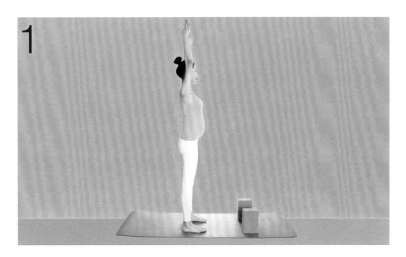

1. 运动时借助瑜伽砖，
减少孕妈妈压迫腹部

站立于垫子上，将瑜伽砖放在前侧，双脚分开与肩同宽，吸气，手臂从两侧打开向上举过头顶。

运动小细节：双臂上举，手指并拢，手掌相对，双臂尽量夹住耳朵。

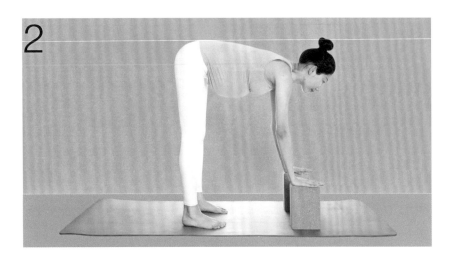

2. 双腿尽量伸直，
背部呈一条直线

呼气时，屈膝，身体向前折叠向下，双手落于瑜伽砖上；吸气时再将双腿伸直，膝盖上提，借助双腿的阻力使整个背部向前拉伸。在此体式中保持 5~8 组呼吸。可以重复练习。

运动小细节：身体向下时要缓慢地进行，以免动作过猛压迫腹部以及引起头晕。

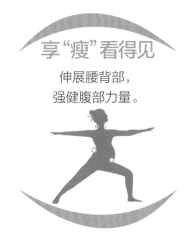

享"瘦"看得见

伸展腰背部，
强健腹部力量。

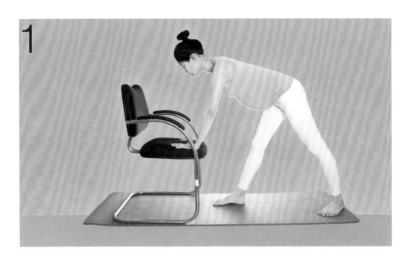

加强侧伸展
消除疼痛和沉重感

1. 双手扶椅座，

左脚后撤一条腿的距离

脚跟下压，吸气时延展背部，颈部拉长，调整髋关节至平行，感受双腿后侧的拉伸。

运动小细节：尽量绷直后腿，感受拉伸。

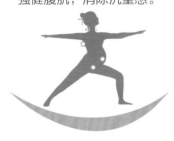

享"瘦"看得见

消除下背部疼痛，
拓宽骨盆，利于顺产，
强健腹肌，消除沉重感。

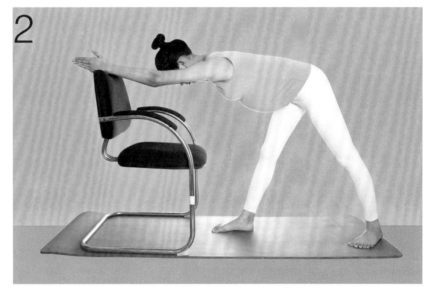

2. 将双手向前放置于椅背上方，

体会更多侧肋及腋窝的伸展

整条脊椎从尾骨一直延伸至头顶，一侧保持5组呼吸后，换另一侧练习。

运动小细节：后背挺直，尽量向下压，双手与背部保持在一条直线上，并感受双臂、后背的下压感。

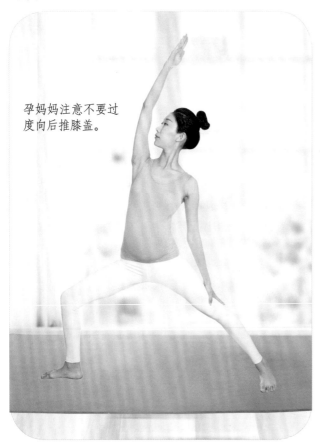

孕妈妈注意不要过度向后推膝盖。

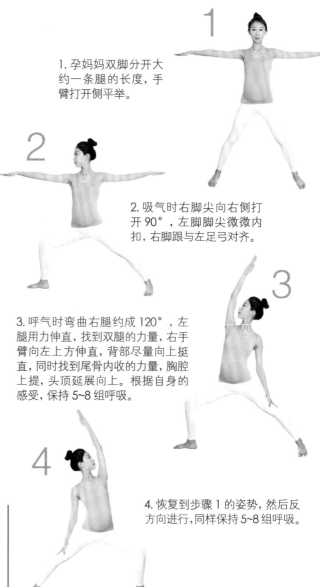

1. 孕妈妈双脚分开大约一条腿的长度，手臂打开侧平举。

2. 吸气时右脚尖向右侧打开90°，左脚脚尖微微内扣，右脚跟与左足弓对齐。

3. 呼气时弯曲右腿约成120°，左腿用力伸直，找到双腿的力量，右手臂向左上方伸直，背部尽量向上挺直，同时找到尾骨内收的力量，胸腔上提，头顶延展向上。根据自身的感受，保持5~8组呼吸。

4. 恢复到步骤1的姿势，然后反方向进行，同样保持5~8组呼吸。

战士二式

预防静脉曲张

在孕中晚期，腹部的增大会给孕妈妈的双腿带来负担。不少孕妈妈都会出现双腿水肿以及静脉曲张的现象。平时孕妈妈可以在睡前自己按摩按摩腿部，这时准爸爸就可以扮演按摩师的角色，帮助孕妈妈按摩全身，消除不适感。

在运动时，孕妈妈可以通过将双手托住腹部下端来缓解压力，并仔细体会来自双脚与双腿的力量。为了避免肩膀紧张，可以将手心向上翻转，双肩自然放松。

享"瘦"看得见 战士二式对缓解因腹部增大而引起的双腿、背部、腹部和胯部疼痛和疲劳都极其有益，能在运动的过程中帮助孕妈妈伸展腰背部肌肉，缓解疲劳等不适感，尤其对孕妈妈双腿水肿以及静脉曲张有很好的消除作用。不仅如此，这套动作还可以预防感冒，可谓一举多得。

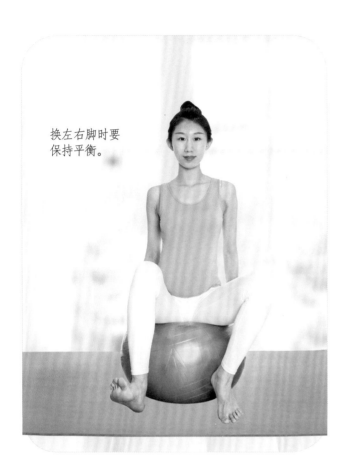

换左右脚时要保持平衡。

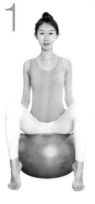

1. 端坐于球上，双脚和小腿靠近球面，找到稳定感后将双脚的脚尖踮起。

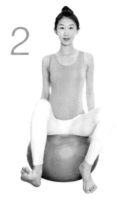

2. 抬起右脚，以适应用单腿保持平衡。

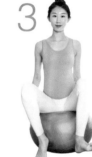

3. 之后放下右脚，换左脚抬起，待稳定后可以先将左脚放下休息。

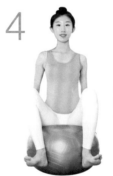

4. 将双脚一起向上抬起，双手自由摆放，帮助自己保持平衡，持续一段时间。

球上平衡

为顺产做准备

一转眼来到孕 6 月，虽然距离分娩还有几个月，但是孕妈妈从现在开始就要为分娩做准备了。顺产是所有孕妈妈的首选分娩方式，不仅有利于孕妈妈的产后恢复，同时也对宝宝有一定的好处。因此，孕妈妈要多做一些可以锻炼盆底肌和骨盆的运动。

这套动作可以起到锻炼盆底肌的作用，让孕妈妈为顺产做好准备。在做这套动作的时候，孕妈妈可以通过将球靠着墙面来保持平衡，也可以将双手放在球的两侧，帮助身体保持平衡。

享"瘦"看得见

这套动作看似简单，却可以帮助孕妈妈锻炼盆底肌，有助于顺产。双腿在做这套动作的时候也能得到很好的锻炼，有利于孕妈妈缓解双腿水肿，还能美化腿部线条，加强腿部力量，为应对孕晚期身体的变化做足功课。

头碰膝前屈式
缓解腿部水肿

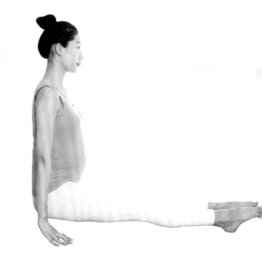

1

1. 取坐姿，让臀部高于双脚，双腿向前伸直。

运动小细节: 支撑物也可以选择折叠的毯子、长枕头或是靠垫。

2. 弯曲右膝，将右脚跟靠向左腿的大腿根，将右膝向后拉。

运动小细节: 尽量将右膝向后拉，用右脚跟顶在左腿的大腿根处。如果达不到，做到自己能承受的最大限度即可。

3. 保持左腿挺直，外延，两条腿之间的夹角应该是钝角。

运动小细节: 两条腿之间的夹角保持在 90°~180°。

4. 身体的重量落于臀部的两侧，向下压大腿和腓肠肌（小腿肚）。

运动小细节: 下压时，充分感受腿部的拉伸感。

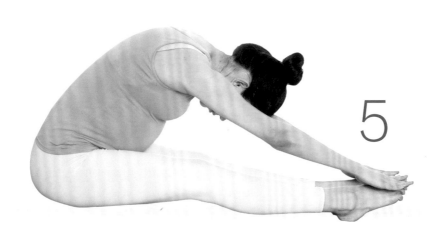

5

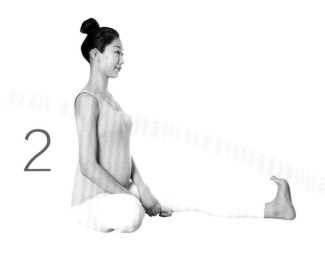

享"瘦"看得见
减轻双腿水肿现象，
强健脊柱、腰背部肌肉

5. 双腿向前伸直，双臂向前伸展，尽量下压，正常地呼吸，在此停留 10~15 秒，保持身体朝前，双肘挺直，伸直手臂，脊柱向前伸展。

运动小细节： 要根据自身条件来完成动作，尽量达到标准，如果实在不行也不必强求。

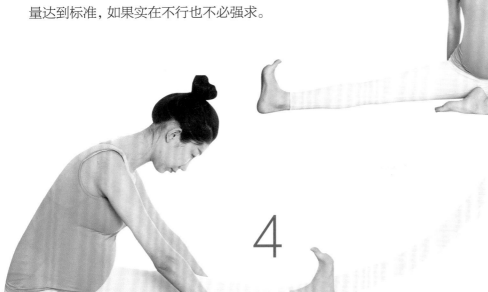

孕 7 月

本月，孕妈妈由于胃酸减少，体力活动减少，胃肠蠕动变得缓慢，加之胎宝宝挤压肠部，肠肌肉乏力，常常出现肠胀气和便秘，严重时可发生痔疮。为了防治便秘，孕妈妈应该养成规律的排便习惯，尽量缩短如厕时间，并经常注意肛门部位的卫生清洁，还可以做一些防治便秘的孕期瑜伽。此外，记得多喝水，多吃含膳食纤维较多的食物。

开心扭转
减少便秘发生

1. 可以在膝盖下垫上毛毯，
防止膝盖在运动中疼痛

先进入"手膝位"支撑住身体，手腕在肩膀正下方。

运动小细节：张开手指支撑上半身，集中在手和腕部。臀部保持与背部、腰部平齐。

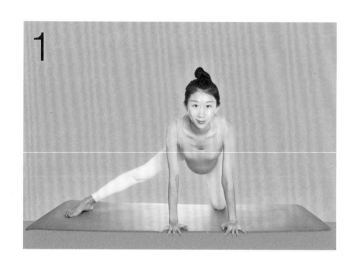

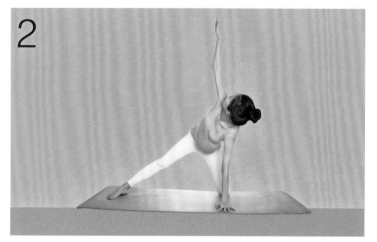

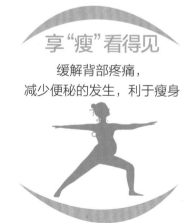

享"瘦"看得见
缓解背部疼痛，
减少便秘的发生，利于瘦身

2. 左侧大腿垂直于地面，
背部保持平直

右手臂向上打开。目光跟着指尖向上看，膝盖在髋关节正下方，骨盆为"中立位"。

运动小细节：头部要保持平直，不要将头部靠在肩膀上。胳膊伸展的程度要以个人可以承受为限。

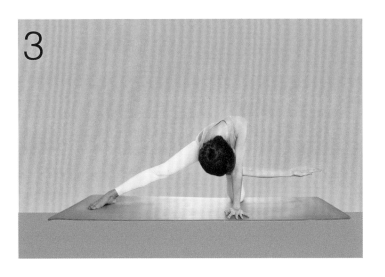

3. 感到手腕有压力，
可以在手腕下垫个垫子

向右侧打开右腿，右脚脚趾内收，足弓与左膝对齐，右腿尽量伸直，且脚外侧压向地面，向前延长脊柱。吸气，左手向下用力推向地面，肩膀拉离耳朵，右手臂向左侧伸展，感受背部的伸展与扭转。

运动小细节： 一定要保持身体的稳定性和平衡性，感觉膝盖疼痛时，要立即停止动作。休息后，可以在膝盖下面再垫一层垫子。

4. 扭转时要保持手臂伸直，
背部也要平直

呼气，左腿向左侧伸直，左手臂向上打开，目光跟着手指尖向上看，在此体会胸腔扩展的畅快与舒适。以此节奏做5~8组，换另一侧重复。

运动小细节： 后背要挺直，肩部要张开，向上伸展手臂时要想象在给自己一个大大的拥抱。

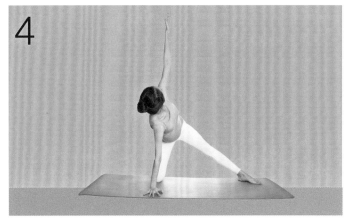

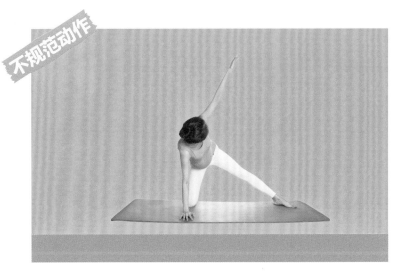

不规范动作

不规范做法
塌腰，脚内侧着地

孕妈妈在做此运动时，要时刻保持腰背在一条直线上，不可塌腰。伸出的脚一定要保持完全着地的状态，切不可只内侧着地，以免滑倒。肩膀没有力气时，动作幅度可以小一些，运动时间可以短一些。

单腿侧伸展
促进消化，释放侧肋压力

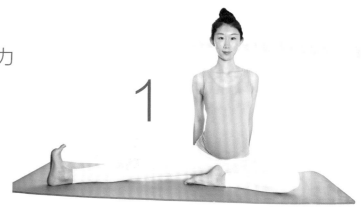

1. 坐立于垫子上，屈左膝，将脚跟拉近耻骨，右腿向外打开。

运动小细节：右腿尽量伸直且用力下压，双手放于身体后方帮助身体向上坐高。

2. 吸气，双手向上举起，指尖伸直指向天空，侧腰与侧肋充分向上延伸。

运动小细节：双手上举时要尽量举高、绷直，感受向上拉伸的感觉。

3. 呼气，身体向右腿方向侧弯；吸气，左手臂向上伸展，尽量伸展侧肋。

运动小细节：如果可以，用右手食指与中指勾住右脚脚趾，找到手指拉脚趾的力量，同时脚趾也会有推手指的抵抗。

4. 呼气，带动大臂贴向耳朵的方向，同时面向大臂，在此姿势停留 5~8 组呼吸。

运动小细节：如果可以，身体拉向右腿的方向，更深地体会伸展。

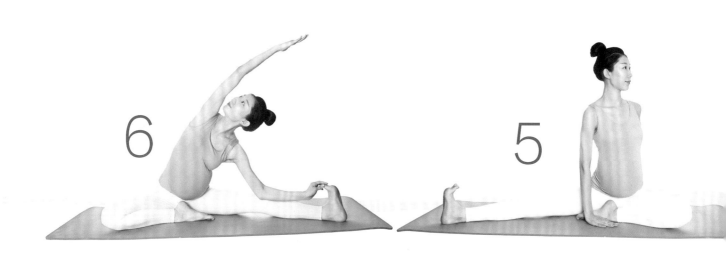

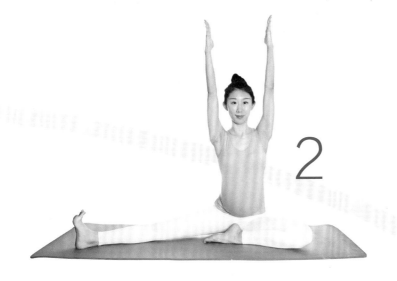

2

享"瘦"看得见

舒展胸廓，释放侧肋压力，促进消化，利于瘦身。

5. 吸气时，身体向上坐起；呼气时，向屈膝侧扭转上背部，右手、左手分别放于身体前后侧的地面上，尽可能地打开肩膀向后展开。保持此姿势，停留 5 组呼吸。

运动小细节： 孕妈妈在坐起时可以用手撑住地面，给身体一个助力，同时也能帮孕妈妈保持身体平衡。

6. 收回身体，换另外一侧进行同样的动作。

运动小细节： 在收回右腿时，孕妈妈可以用右手托住膝盖窝，向上抬起，再把右腿收回。

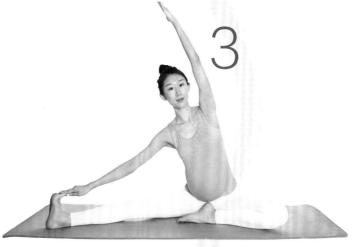

3

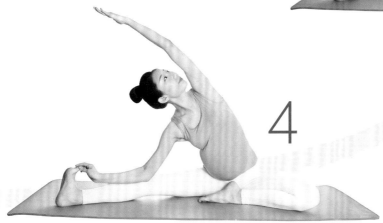

4

抱球侧抬腿
加强侧腰力量

孕中晚期，越来越大的肚子使孕妈妈的腰背部需要承受的力量加重，不少孕妈妈经常会感到腰背酸痛。孕妈妈可以通过适当的运动或休息来改善不适。

　　在做这套动作时，孕妈妈可以在膝盖下垫上一块毛毯，避免跪在地上时引起膝盖疼痛。孕妈妈还可以让准爸爸一起加入运动，这样不仅可以缓解他工作一天的疲劳，还能保护孕妈妈的安全，增进夫妻的感情。

抬腿的同时，可以将同侧手臂也向上抬起，感受身体的舒展。

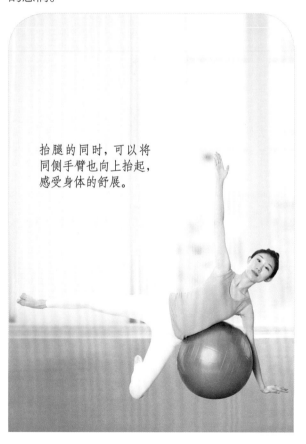

1. 双膝跪地，将球贴于右侧大腿外侧。

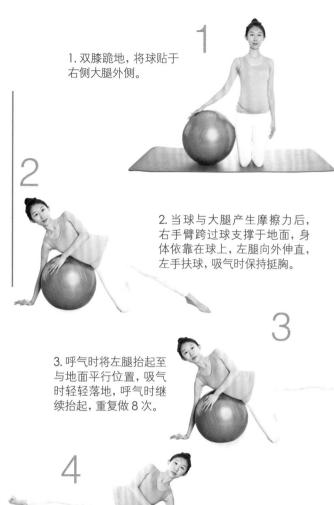

2. 当球与大腿产生摩擦力后，右手臂跨过球支撑于地面，身体依靠在球上，左腿向外伸直，左手扶球，吸气时保持挺胸。

3. 呼气时将左腿抬起至与地面平行位置，吸气时轻轻落地，呼气时继续抬起，重复做 8 次。

4. 当第 8 次结束时，保持左腿在空中停留 3~5 组呼吸，再缓慢放下，换另外一侧练习。

享"瘦"看得见　这套动作主要是锻炼侧腰的肌肉，加强腹部力量，使腹部的肌肉紧实，避免腰部长肉，减轻负重感。同时，这套动作对产后腹肌的恢复也能起到很好的作用。所以无论是孕期还是产后，都可以练习这套动作。

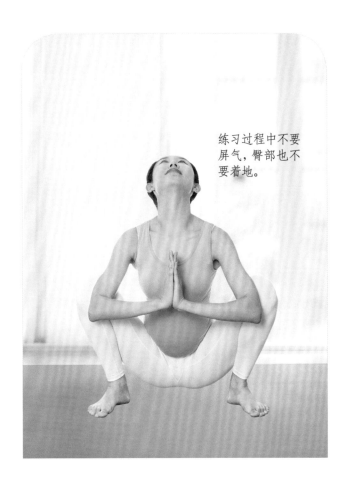

练习过程中不要屏气，臀部也不要着地。

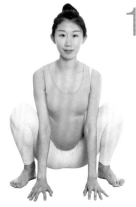

1. 小心地蹲下，让两膝分开约一大步的距离，两脚平放在地上。

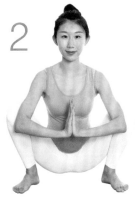

2. 双掌合十，用两肘抵住两膝的内侧。

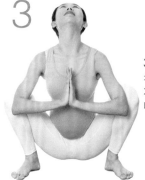

3. 向后伸展颈项，两眼向上看，把双肘再向外推，尽量将两膝向外伸展。自然呼吸，保持这个姿势 6 秒钟。

敬礼式

缓解孕期便秘

不少孕妈妈在孕中期、孕晚期会出现便秘的现象，这是因为胎宝宝不断增大，压迫体内器官，从而引起便秘。在日常的饮食中，孕妈妈要多吃一些富含膳食纤维的食物，如蔬菜、香蕉、红薯、燕麦等；多喝水，利于肠胃蠕动。孕妈妈要养成定期排便的习惯，这样可以使孕妈妈拥有轻盈的体态。

享"瘦"看得见　这套动作能够改善孕妈妈的体态和平衡感，锻炼下腹部的肌群，使颈项得到伸展，缓解因情绪紧张而带来的不适，对双肩、双臂、两腿和两膝等处的神经也非常有益，同时对孕期便秘有防治作用，这也是非常有利于生产的体式。

门闩式（球）

减少腹部挤胀感

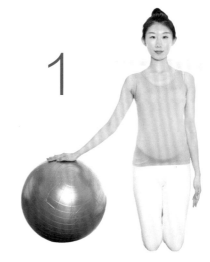

1

1. 跪立，右手扶着球。

运动小细节： 家里没有分娩球的话，可以用椅子或者板凳代替。

2. 左手放于髋部，伸直左腿向外打开，脚趾回勾向膝盖方向，脚后跟与右膝对齐。

运动小细节： 先保持2组呼吸，稍作停顿再进行下面的动作，以使身体做好准备。一定要保持好重心，可以借助球和手臂保持平衡。

3. 左脚放平，脚踝向前伸展，左腿小腿胫骨下压，感受拉伸的力量，背部向上伸展。

运动小细节： 只是左腿下压，身体不下压，并一直保持腰背挺直。

4. 将球移向左手。

运动小细节： 要平行移动球，同时要保持上半身直立，不要塌肩、低头。

5. 呼气，右手臂向上伸展，手心向内旋转。

运动小细节： 右手臂尽量向耳朵方向贴，并保持伸直。

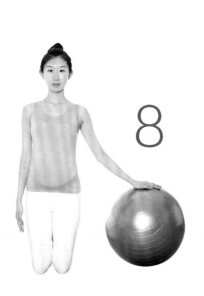

8

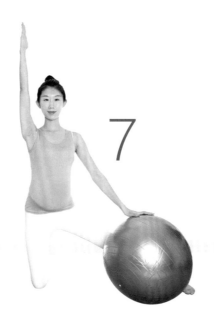

7

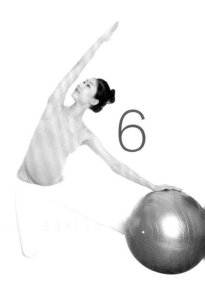

6

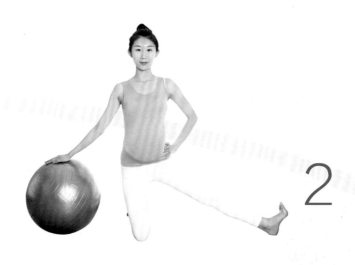

享"瘦"看得见

缓解背部疼痛和呼吸困难，
减少孕期便秘的发生，利于瘦身。

6. 身体向左侧弯曲，左手推动球向左侧移动，打开胸腔向上翻转，眼睛向上看。

运动小细节：推球一侧的手臂也要伸直，不能蜷缩，不然达不到拉伸的效果。

7. 停留 3~5 组呼吸，随着吸气还原。

运动小细节：配合科学的呼吸方式对运动效果是加分的，因此运动的同时也要均匀呼吸。

8. 换另外一侧练习。

运动小细节：将身体和球恢复到初始状态后，再开始进行另一侧的练习。

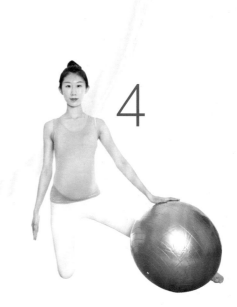

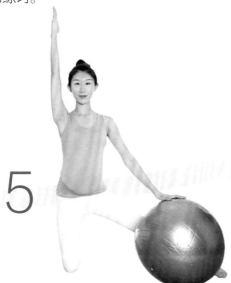

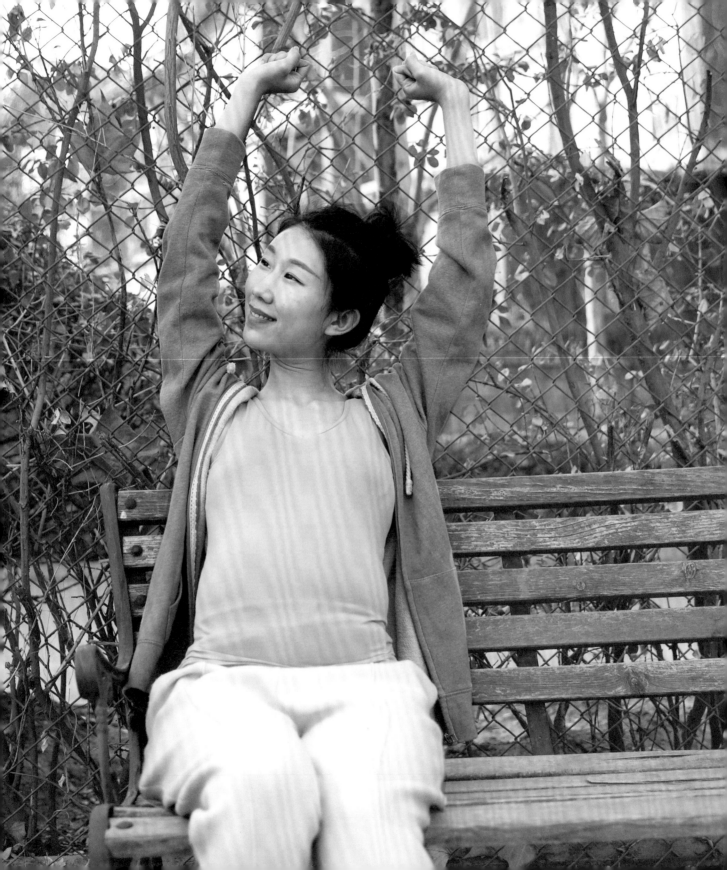

孕晚期瑜伽

令人期待的时刻越来越近了。随着孕期的增加，孕妈妈的行动越来越吃力。此时孕妈妈的一切行动都应以慢为主，走路、爬楼梯都要小心一些，看好脚下的路。虽然孕晚期行动笨拙，但孕妈妈也要坚持运动，否则以前的努力会前功尽弃，而且运动还能有效缓解腰背酸痛、腿抽筋等不适症状。

孕晚期，活动活动助分娩

已经进入孕晚期了，与宝宝见面的时刻越来越近了，孕妈妈心中却多了许多忐忑，比如"宝宝能否顺利出生""生产时会不会很痛"，不要胡思乱想了，一起来做些动作，缓慢安全的运动，既能缓解焦虑的心情，又能促进顺产。

起床动作要缓慢

到了孕晚期，为了避免发生早产等意外情况，任何过猛的动作都应尽量避免。孕妈妈起床时，如果睡姿是仰卧的，应当先将身体转向一侧，弯曲双腿的同时转动肩部和臀部，再慢慢移向床边，用双手撑床，双腿滑到床下，在床沿上稍坐片刻后再慢慢起身站立。

尽量少俯身弯腰

孕8月后，凸起的腹部会给孕妈妈的脊椎造成很大压力，并引起孕妈妈背部疼痛，因此孕妈妈要尽量避免俯身弯腰，以免给脊椎造成过重的负担。

若孕妈妈必须俯身弯腰时，应注意使用正确的姿势：扶住腹部，屈膝并把全身的重量分配到膝盖上，蹲下后，慢慢地、轻轻地向前俯身。孕妈妈在捡拾东西时，一定要蹲稳了再进行，以免控制不好重心摔倒。

放缓生活节奏

孕晚期，孕妈妈身体负担增加，生活节奏宜放缓，工作量、活动量都应适当减少。如果身体情况不乐观，大龄孕妈妈在孕32周后还可以申请休假。不过，在孕妈妈暂时离开工作岗位前，应为工作交接做好准备。找一个适当的时间，与上司、接任者和同事对细节问题进行沟通，并商量好联系的方式、时间，以保证在孕妈妈休假期间工作可以顺利进行，同时也能让孕妈妈获得一个相对清静的假期。

大肚子孕妈妈怎样站、坐、行

对于孕妈妈而言，如果站立、坐、行走姿势不正确，非常容易引起整个身体的不适，甚至有可能危害到胎宝宝。所以，孕妈妈要特别注意日常动作，保持安全正确的姿势。

 适合孕晚期的其他运动

宜做的运动

♥ 散步：散步是适合整个孕期的活动，有助于放松身心。

♥ 分娩球操：能大大减轻下肢的压力，还可以锻炼骨盆底肌肉的韧带，有助于分娩。

♥ 呼吸运动：有效地让孕妈妈在分娩时将注意力集中在对自己呼吸的控制上，从而转移疼痛。

不宜做的运动

♥ 压迫腹部的运动：随着孕周的增加，孕妈妈的肚子越来越大，孕妈妈要避免做压迫腹部的运动，以免影响胎宝宝发育。

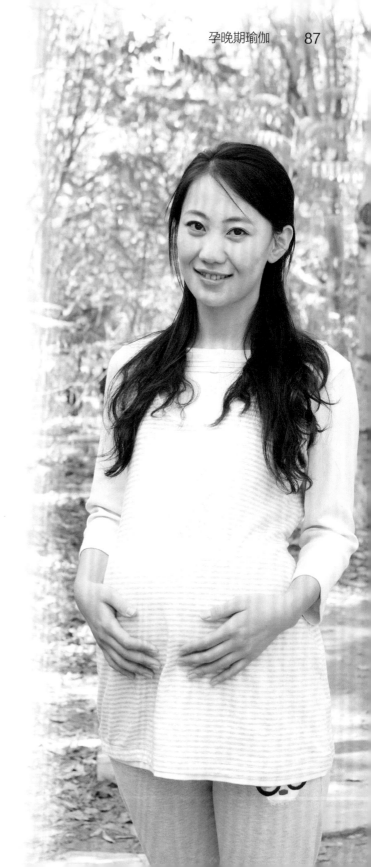

站立：避免长时间站立。站立时将双脚稍微分开，略小于肩宽，要使身体的重心落在两脚之间，这样不易疲劳。若站立时间较长，则将两脚一前一后站立，并每隔几分钟变换一下前后位置，使体重落在向前伸出的腿上，可以减轻疲劳感。

坐：所坐椅子的高度应以 40 厘米为宜。坐时先稍靠前边，然后臀部移至靠近椅背，深坐于椅中，后背笔直地靠在椅背上，臀部和膝关节成直角，大腿成水平状，双腿平行叉开，让自己保持在舒适的状态，这样不易引起腰背痛。

行走：行走时要挺直背部，抬头，收紧臀部，保持全身平衡，稳步行走，不用脚尖走路。肚子大、不方便时可以利用扶手或栏杆走路，切忌快速行走。

单独出门散步要记得带手机

散步有利于锻炼骨盆肌肉，使其更有弹性，为顺利分娩做准备。散步虽简单，但掌握其中的要领才能达到效果。孕妈妈散步时，要以放松短小的步伐向前迈，一定要以身体感觉到舒适的步调进行，手臂自然放在身体两侧。散步时还可以训练分娩时的呼吸方法：用鼻子深吸气，然后用口呼气。最好在空气清新的户外或者绿荫下散步。

孕晚期，孕妈妈一定要谨慎小心，单独出门散步时，要带着手机。当身体出现不适时，可以随时给家人或医生打电话；当运动后体力不支时，可以打电话叫家人来陪同回家。家人也可以联系到孕妈妈，确保孕妈妈的安全。

孕晚期缺乏运动，易腰酸背痛

如果缺乏运动，肌肉组织中堆积的代谢产物乳酸就来不及被运走，加上子宫随着胎宝宝的生长发育逐渐增大，增大的子宫挤压周围的脏器，压迫腰部及下肢血管和神经，会产生肌肉酸痛、疲惫无力、下肢水肿、身体笨重等现象。

适当运动，能增强孕妈妈腹肌、腰肌和骨盆底肌的力量，避免肥胖，减少孕期水肿和妊娠高血压疾病的发生，使与分娩有直接关系的骨盆关节和肌肉得到锻炼，为日后顺利分娩创造有利条件。

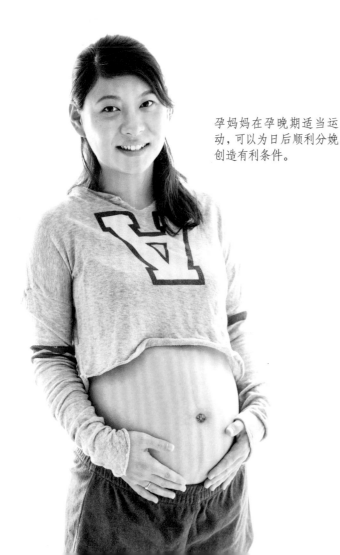

孕妈妈在孕晚期适当运动，可以为日后顺利分娩创造有利条件。

孕晚期旅行容易导致早产

怀孕后，孕妈妈体内会发生很大的变化，到了孕晚期这些变化更为明显：子宫、乳房逐渐增大，血容量逐渐增加，身体负担明显加重；胃酸分泌减少，胃蠕动减弱，易出现腹胀和便秘；骨盆韧带变软，关节变松，严重时可以造成关节疼痛，加上胎宝宝在肚子里逐渐增大，使孕妈妈的体重明显增加，致使孕妈妈行动不灵活，容易感到疲劳。

如果在孕晚期进行长途旅行，孕妈妈会因乘车时间过长、体力消耗过度、食欲不佳、睡眠不足等诱发疾病，加上不良环境因素的作用（如路途颠簸、天气变化、环境嘈杂、乘车疲劳等），也会对孕妈妈的心理产生负面影响，甚至会导致早产。

外出旅行时人多拥挤，建议孕妈妈在孕晚期不要出远门，以保证孕妈妈和胎宝宝的安全，避免旅途中突然临产，增加危险。

孕晚期不要搭乘飞机

如果孕妈妈必须出行，一定要注意交通工具的选择，如果路途不算太远，最好是选择私家车，并且走市区道路，沿途的医院最好也提前做好了解。

建议孕妈妈在孕晚期不要坐飞机。航空部门也有相关的规定，怀孕达 8 个月但不足 9 个月的孕妈妈，需要在乘机前 72 小时内提供省级以上医疗单位盖章的《诊断证明书》，经航空公司同意后方可购票乘机。

孕晚期运动有助于降糖

孕晚期是妊娠糖尿病的高发期，此时适当运动不但有利于控制血糖，还可以防止孕期体重过度增加，对母子的健康都有利。患妊娠糖尿病的孕妈妈应选择比较舒缓、有节奏的运动项目，如散步、缓慢的体操、太极拳等。此外，下面的方法也可以帮助孕妈妈降糖。

注意餐次分配：少吃多餐，将每天应摄取的食物分成五六餐。晚餐与隔天早餐的时间间隔过长，可以在睡前喝杯牛奶。每日的饮食总量要控制好。

多摄取膳食纤维：如用糙米或五谷米饭代替白米饭，增加蔬菜的摄取量，吃新鲜水果，不喝饮料等，但千万不可无限量地吃水果。

缓解孕晚期便秘应做做瑜伽

一般情况下，3天不排便就是便秘了。但也要根据孕妈妈的个人情况进行判断，有些孕妈妈即使只有1天不排便，也会觉得肚子胀，很痛苦，这也是便秘。

引起孕期便秘的原因：孕晚期，增大的胎宝宝压迫直肠会引起便秘。活动少，也是引起便秘的一大原因。到了孕晚期，因为行动不便，孕妈妈懒得再运动了，整天坐着或躺着，使得蠕动本已减少的胃肠对食物的消化能力下降，这样就加重了腹胀和便秘的情况。

哪些运动对防止便秘有益

户外活动：孕妈妈不要久坐不动，提倡进行适当的户外活动，如散步、瑜伽、做孕妇操及打太极拳等，每日坚持运动，可以增强体质，促进肠蠕动。

做家务：孕期便秘的孕妈妈可以做一些简单的家务，以保证活动量，并养成每日定时排便的好习惯。

按摩：揉腹按摩对促进排便有一定的作用，但动作不要过猛，以免造成子宫收缩。

散步及相对舒缓的有氧运动：散步及相对舒缓的有氧运动，可以加强腹肌收缩力，促进肠胃蠕动，增加排便动力，对缓解便秘很有效。

超重是妊娠糖尿病的第一诱因

肥胖容易诱发妊娠糖尿病，孕妈妈体重增长过快、过多的危害很大，可能会造成妊娠高血压疾病、胰岛素抵抗、血脂异常症，特别是妊娠糖尿病及其并发症。所以孕期一定要将体重控制在合理的范围内。孕前超重的孕妈妈，在孕期要合理控制饮食，使自己的孕期体重增长比普通孕妈妈少一些，这样才能避免妊娠糖尿病的发生。

 准爸爸是最好的"按摩师"

♥ 孕妈妈马上就要分娩了，此时准爸爸可以在空闲时帮助孕妈妈按摩全身各个部位，这不仅可以让孕妈妈放松身心，也会坚定孕妈妈顺产的信心。所以准爸爸快行动起来吧，多帮孕妈妈按摩按摩。孕妈妈舒适的平卧休息姿势也是有利于准爸爸按摩的姿势，可以从肩膀开始一直按摩到脚底。

孕晚期不可以做的瑜伽动作

后弯腰动作

这类动作会让原本压力就很大的下背部更加脆弱，因此千万不要做，可以做简单的扩胸动作。

腹部着地动作

凡是对腹部进行训练的动作都不适合孕妈妈做。因为孕妇腹肌的压力原本就很大，腹部运动会造成更大的负担，甚至会让下背部的支撑性更差。

深度扭转动作

深度扭转易压迫到胎宝宝，还易引起胎儿窘迫，孕妈妈只能做简单的肩、颈、胸的转动。

倒立动作

怀孕时，女性的腹部隆起已让胸腔缩小，倒立会更压迫胸腔，还有可能会造成胎位不正。

呼吸练习

呼吸时尽可能地充分使用呼吸空间，但不必一定使用腹式呼吸，不要特别收缩腹部。

过度拉伸动作

怀孕时，女性体内的激素分泌发生改变，使骨盆韧带更松弛，所以运动时千万不要过度拉筋，否则容易受伤。

有助顺产的 5 个动作

临产前，产科医生都会建议孕妈妈多走动走动，不要躺在床上默默地忍受阵痛的来临。因为保持身体的直立能够使充足的血液流向胎盘，为即将进入"战斗"的胎宝宝提供更多的氧气，降低胎宝宝在产程中发生窒息的危险。这里有 5 个助顺产的动作，孕妈妈临产前可以做一做。

压腿

将一只脚放在比较稳固的椅子、床或者楼梯上，身体前倾，像压腿的姿势一样，在宫缩到来时摇晃臀部。这样做可以促进骨盆打开，胎宝宝下降的空间也会变得更宽敞。

深蹲

双脚分开，用手扶住床或者椅子作为支撑，然后屈膝下蹲、半蹲或者完全蹲下都可以。宫缩时做此动作，有助于转移压力，可以有效地减轻疼痛。最好在预产期前几周或者几个月就开始练习下蹲的动作。

左侧卧

在阵痛的间歇期，如果孕妈妈想休息，可以采取左侧卧，并在双腿间放一个枕头。无论是平躺还是右侧卧，孕妈妈的身体都可能压迫大动脉，使血液循环不畅，影响胎宝宝的供氧。

身体前倾

在桌子或者床上放置一个枕头，如果床能升降，最好调到最高。身体前倾，随意趴靠在枕头上。当宫缩时，就摇晃臀部。因为这个动作是站立的姿势，所以重力会对加速产程起到一定的作用。

伸懒腰

跪在地板上或床上，双手撑地，把腰向上弓起、放平然后再弓起，再放平，这样交替进行，宫缩时摇晃臀部。这个动作使胎宝宝受到的压力最小，动脉和脐带也不会受到压迫，要比一直躺在床上感觉舒服。

缓解阵痛的拉梅兹呼吸法

随着预产期的临近，大多数孕妈妈都会感到莫名的紧张和恐惧：我能自然分娩吗？我能忍受自然分娩的疼痛吗？其实分娩是很自然的过程，孕妈妈不要自己吓自己。下面就教给孕妈妈缓解阵痛的呼吸方法——拉梅兹呼吸法，孕妈妈可以从孕晚期开始练习，从而轻松度过产程，顺利迎接宝宝。

拉梅兹呼吸法，也被称为心理预防式的分娩准备法，这种分娩呼吸方法可以有效地让产妇在分娩时将注意力集中在对自己呼吸的控制上，从而转移疼痛。同时，能够在分娩过程中发生产痛时保持镇定，以达到加快产程并让婴儿顺利出生的目的。

胸部呼吸

在宫颈口刚刚打开时，孕妈妈会体会到阵痛的初次来袭。这时候不要慌，放松身体，用鼻子深深地吸一口气，尽量挺起胸部，好像把这口气暂时储存在胸部一样，然后用嘴吐出这口气。

"嘻嘻"式浅呼吸

当宫颈口开到 3~7 厘米时，阵痛几乎三四分钟一次，而且疼痛的程度加深。这时候，努力放松身体，集中注意力，用嘴吸一小口气，暂时储存在喉咙，然后轻轻用嘴呼出，就像欢快地笑着，发出类似"嘻嘻"的声音。

喘息呼吸

当宫颈口几乎完全打开时，阵痛几乎每隔 1 分钟一次。这时候，孕妈妈先深深地呼气，然后深吸气，接着迅速地连续做 4~6 次浅呼气。

哈气

这时候，强烈的疼痛感几乎让孕妈妈难以忍受，但是不要喊叫，这不仅会消耗你的体力，而且对分娩毫无益处。先深吸气，然后快速有力地连吐 4 口气，接着使劲吐出所有的气。

推气

这时候，胎宝宝正在努力向宫颈口移动，孕妈妈要用力把肺部的气向腹部下压，呼气要迅速，接着继续吸满一口气，像大便时一样，努力将气向腹部下压，直到分娩结束。

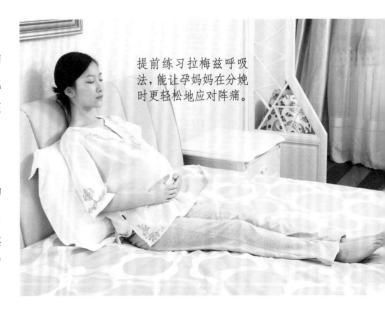

提前练习拉梅兹呼吸法，能让孕妈妈在分娩时更轻松地应对阵痛。

孕8月

从这个月开始孕妈妈进入了怀孕的第三个心理期——期待分娩。由于隆起的腹部压迫下肢，孕妈妈不能随心所欲地运动，还会出现水肿、尿频、便秘、腰背疼痛以及静脉曲张等症状或使这些症状进一步加重。孕妈妈可以在身体允许的情况下多做一些瑜伽练习，来缓解孕晚期出现的不适症状，同时多活动脚关节，增强肛门功能，这对顺利生产大有好处。

加强背部伸展
消除腿部水肿

进入孕晚期了，不少孕妈妈腿部水肿得厉害。为了缓解水肿，除了适当运动外，孕妈妈在生活中也要注意一些细节，如可以每天晚上临睡前用热水泡泡脚；在晚上的时候要少喝水；平时饮食中吃清淡的食物，多吃蔬菜，尽量少吃盐等。

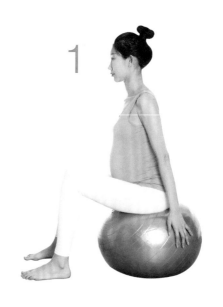

1. 端坐于球上，双手在身体两侧扶球。

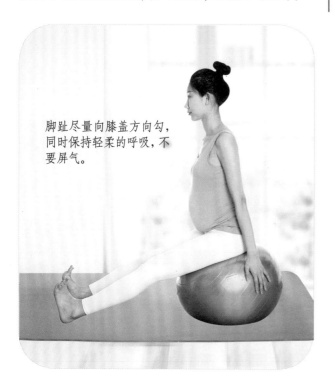

脚趾尽量向膝盖方向勾，同时保持轻柔的呼吸，不要屏气。

享"瘦"看得见　这套球上的伸展运动，可以加强孕妈妈的背部力量，同时可以有效地拉伸双腿，缓解腿部肿胀，告别"大象腿"。孕晚期，孕妈妈的身体行动不太方便了，这时可以让准爸爸或其他家人在旁边帮助孕妈妈保持身体平衡，以免在运动的过程中发生意外。

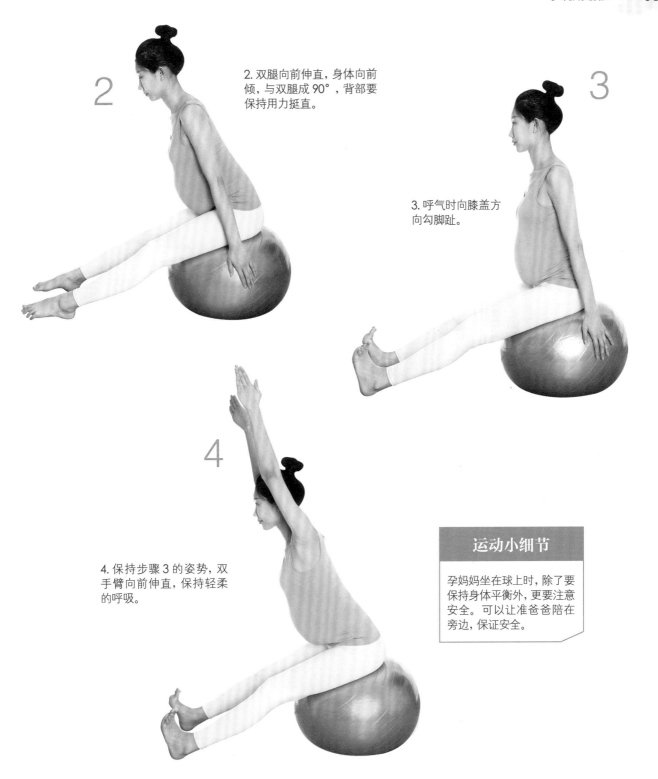

2. 双腿向前伸直，身体向前倾，与双腿成 90°，背部要保持用力挺直。

3. 呼气时向膝盖方向勾脚趾。

4. 保持步骤 3 的姿势，双手臂向前伸直，保持轻柔的呼吸。

运动小细节

孕妈妈坐在球上时，除了要保持身体平衡外，更要注意安全。可以让准爸爸陪在旁边，保证安全。

胸部瑜伽
释放紧张情绪

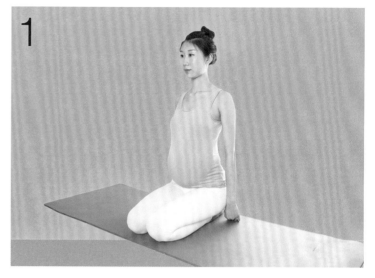

1. 配合均匀呼吸，
更有利于缓解紧张情绪

孕妈妈跪坐在瑜伽垫上，全身放松，后背挺直，感觉后背向上伸展，均匀呼吸。

运动小细节：此时跪坐的姿势以自己舒适为宜，如果感觉腿部压力太大，可以将双腿分开至肩宽跪坐。

2. 大腿垂直于地面，
双臂与肩齐平

大腿慢慢用力，直立起来，与小腿成90°，后背依然保持直立状态。双臂向两侧平伸，抬高至与肩平，手心朝前。

运动小细节：可以在膝盖下垫一块毛毯，以防膝盖疼痛。双臂尽力张开，想象拥抱宝宝的状态，扩展胸膛，以一种幸福美好的状态体会这种感觉。

3. 手臂张开，
头部上仰

深吸气的同时双臂尽力向后张开，略仰头部，眼睛向上看，保持均匀呼吸。

运动小细节：一定要保证身体的平衡，如果感觉体力不支，可以先恢复到起始状态，休息一会儿后，再做此动作。

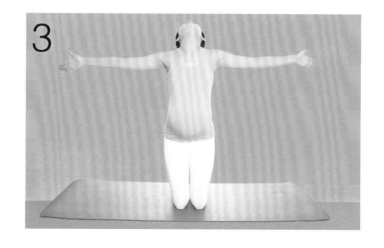

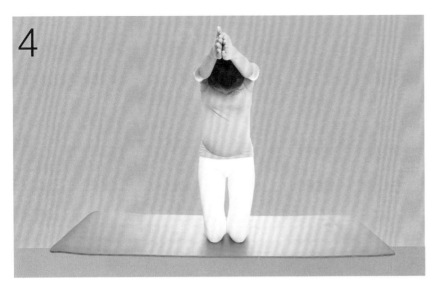

4. 双臂张开、闭合，
同时配合呼吸

呼气，慢慢将头回正，双臂回到身体两侧；再慢慢收拢至胸前，掌心相碰，低头，调整气息，彻底放松胸廓。重复此动作 5 组。

运动小细节：呼吸时，感受胸廓的打开、闭合的状态。

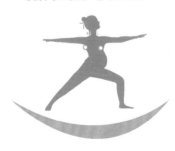

享"瘦"看得见
此动作可以舒展背部及胸部，缓解孕妈妈气闷症状。

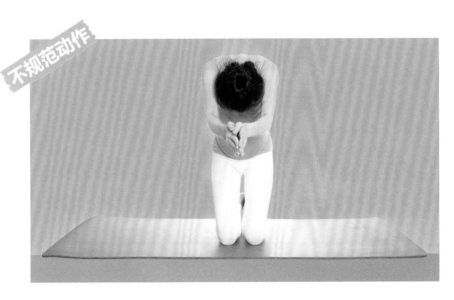

不规范做法
身体前倾，后背弯曲
身体前倾或后背部弯曲都不会达到锻炼效果，直立的状态才利于后背的舒展。头部不要太低，以免使身体失去平衡，感觉眩晕时要立即停止。依靠手臂和后背的力量保持身体平衡。

剪步蹲（球）
平衡身体重心

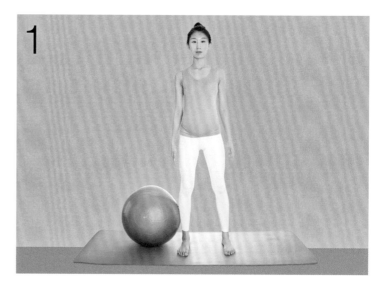

1. 配合均匀呼吸，
运动效果更佳

双脚分开至与骨盆同宽的距离，保持平行。

运动小细节：将瑜伽球放在身体右侧，贴近右腿小腿即可。

2. 整个动作中，
腰背始终是直立的

右手扶球，左手放于髋关节，背部保持向上挺直，右脚向后迈 90 厘米左右，脚跟抬起。吸气，脊柱向上，背部向上挺立，双腿伸直或微弯曲。

运动小细节：注意不要将身体的重量都放在球上，这样很容易发生危险。

3. 用瑜伽球辅助支撑，
保持身体平衡

呼气，屈双膝下蹲，双腿尽量弯曲 90°，后膝盖不着地，前膝盖停在脚踝正上方，右手可借助瑜伽球稳定身体。吸气时向上站起。做蹲起 6~8 次。

运动小细节：在最后一次下蹲中，可多停留 2 组呼吸。

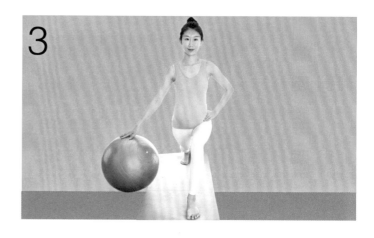

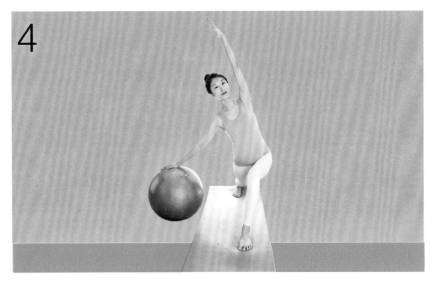

4. 左手上举，
向右侧侧弯

如果能轻松做到步骤3，可以将左手向上举过头顶，带动身体向右侧侧弯，吸气时收回手臂缓慢站起。换另一侧进行相同的动作。

运动小细节： 膝关节不灵活的孕妈妈，可选择站起时也保持微屈膝。

享"瘦"看得见

美化双腿线条，有瘦腿功效，加强平衡感。

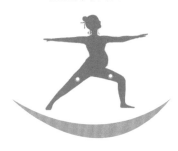

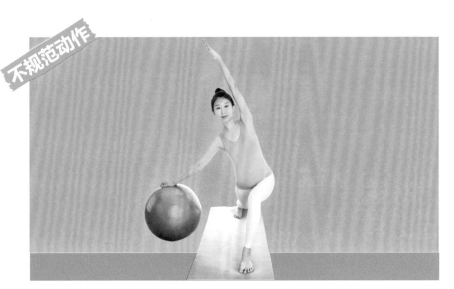

不规范动作

不规范做法

选错重心，脚跟抬起

屈膝下蹲时，后面的腿要尽量贴近地面，脚跟不要抬起，用前脚掌着地，支撑身体，以免因重心不稳而摔倒。

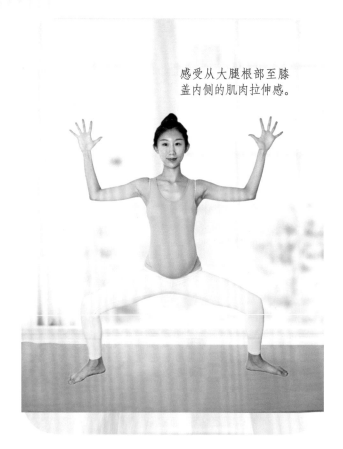

感受从大腿根部至膝盖内侧的肌肉拉伸感。

庙式
强健骨盆

离分娩的日子越来越近了，孕妈妈是既紧张又兴奋。兴奋是因为终于要和宝宝见面了，按捺不住内心的喜悦；紧张是因为第一次分娩，再加上身边人的描述，对分娩方式和分娩痛感到恐惧。

　　之所以提倡顺产，是因为这对于新妈妈产后的恢复以及宝宝出生后的健康都是有好处的。要想顺产，孕妈妈可以在孕晚期做些强健骨盆的运动，利于扩张骨盆和顺产。

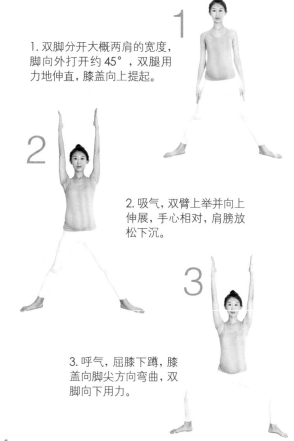

1. 双脚分开大概两肩的宽度，脚向外打开约45°，双腿用力地伸直，膝盖向上提起。

2. 吸气，双臂上举并向上伸展，手心相对，肩膀放松下沉。

3. 呼气，屈膝下蹲，膝盖向脚尖方向弯曲，双脚向下用力。

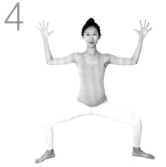

4. 双腿内侧向外伸展，如果能做到，尽可能向后打开手肘，感觉胸廓伸展，手掌和手指尽量张开，吸气时向上站起；重复前面的练习，做8~10组。注意站起时不转动膝盖，每次蹲起都配合均匀呼吸。

享"瘦"看得见

分娩是个体力活，全身都需要用力，尤其是大腿和臀部。庙式下蹲动作，不仅可以使大腿肌肉更有力，塑造优美腿形，还可以扩张骨盆。孕妈妈坚持做此套动作，可以强健肾脏，减轻泌尿系统和子宫的功能障碍。

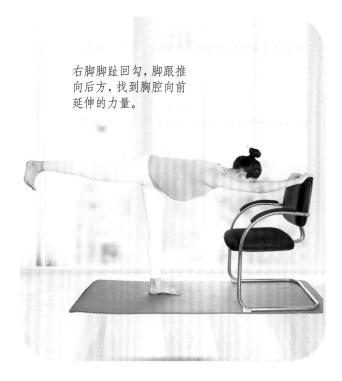

右脚脚趾回勾,脚跟推向后方,找到胸腔向前延伸的力量。

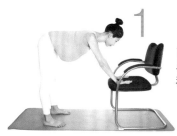

1. 双手扶椅子,双脚分开与骨盆同宽,找到双腿的稳定性。

2. 呼气,右腿向后抬起伸直。

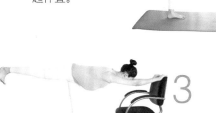

3. 头顶向前方,双手放于椅子背上,注意力集中在自己的重心与呼吸上,尽量控制腰部不要向下塌陷。

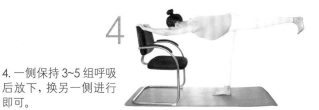

4. 一侧保持 3~5 组呼吸后放下,换另一侧进行即可。

战士三式

强健脊椎

近期孕妈妈的肚子大到低头看不到自己的双脚。而因为胎宝宝的长大,孕妈妈体内的器官也要为小家伙让道,因此体内器官被挤压得也很"惨"。孕妈妈可能会出现便秘、胸闷等现象。

除了体内器官受到挤压外,腹部的增大还会给孕妈妈的脊柱带来负担。孕妈妈经常会在走动后觉得筋疲力尽,身体的重心也会往前倾。孕妈妈可以通过此套动作来缓解这些不舒服的感觉。需要注意的是,有趾骨疼痛的孕妈妈不适合练习此套动作。

享"瘦"看得见　这套动作可以强健孕妈妈的脊椎,缓解背痛,强健尾骨周围的肌肉,让孕妈妈进入全身放松的状态,不仅利于孕妈妈的身心健康,也会给胎宝宝带来宁静和舒畅的感觉。

孕9月

本月孕妈妈可以在身体允许的情况下做一些稳定血压的瑜伽练习。孕妇患妊娠高血压疾病是产科常见的问题之一，约占怀孕女性的5%，其中一部分人还伴有蛋白尿或水肿，称为"妊娠高血压综合征"。此外，进入孕晚期以后，孕妈妈的腰部负但会加重，这个时期的瑜伽动作要尽量伸展背部、臀部和腰部，减轻腰酸背痛，认真练习有助于顺利生产。

坐角式
促进骨盆血液循环

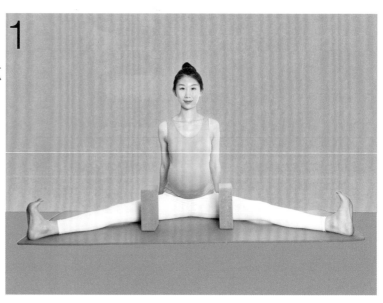

1. 根据自身情况，

双腿尽可能打开

横向使用瑜伽垫，坐立于垫子中间，瑜伽砖放于大腿前，双腿尽可能地向两侧打开，从大腿内侧向脚跟方向拉伸。

运动小细节：有趾骨疼痛或是坐骨神经痛的孕妈妈不适合做此运动。

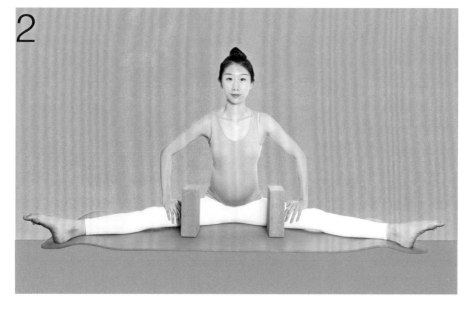

2. 双腿下压时，

脚跟不离地面

脚尖下压，向远处推出去，双腿用力压向地面，脚跟也尽力下压，不离开地面。

运动小细节：做这一动作时只是双腿下压，上半身依旧保持直立，腰背挺直。

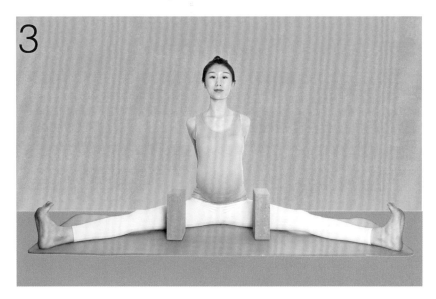

3. 胸腔展开上提,
双肩放松向下

双手放于身后,指尖点地,帮助自己向上坐得更高,背部挺直,胸腔上提且向两侧展开,双肩放松向下,双脚回勾,感受大腿拉伸。

运动小细节: 双眼看向前方,头要立直,在此处停留几秒钟并配合着轻柔的呼吸。

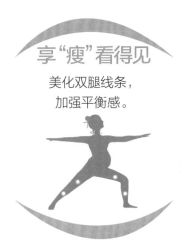

享"瘦"看得见

美化双腿线条,
加强平衡感。

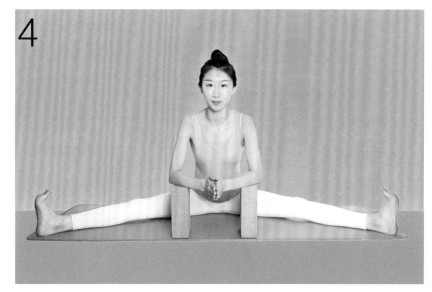

4. 保持呼吸,
身体缓慢前倾

如果坐立相对轻松,可以在呼气时带动身体向前,双手撑于瑜伽砖上,身体向前倾,在此保持呼吸 5~8 组或更长时间。

运动小细节: 如果孕妈妈经常练习瑜伽,身体比较柔软,可以撑于地面上;如果孕妈妈身体比较僵硬或者不经常运动,可以垫两块瑜伽砖来依靠。

战士一式（球）
增强下肢力量

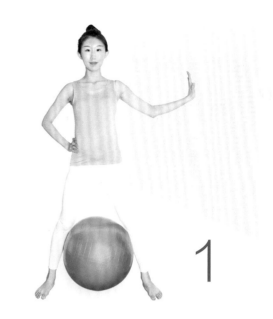

1

1. 左脚靠近墙面，左手扶墙，双腿分开一条腿的距离，脚尖向前；将分娩球从身体前侧放在双腿中间，稍稍夹住，以球不前后滚动为宜。

运动小细节： 这组动作需要孕妈妈用墙辅助来完成，同时也是为了保证身体平衡，保护孕妈妈的安全。

2. 左脚向左侧旋转，右腿保持伸直，同时将骨盆的右侧向前推送，面向墙，双手扶墙。

运动小细节： 转动时，先将脚左转，再带动全身转向左侧，同时要尽量做到骨盆两侧平行。

3. 右脚脚后跟向上抬起，保持足弓的力量与身体的平衡，身体向上站高，同时不能忘记尾骨内收，目光要平视前方。

运动小细节： 孕妈妈要始终保持身体的直立，不要驼背。双腿伸直，不要弯腰屈腿，不然达不到锻炼的效果。

4. 呼气，向地面方向下压右脚跟，同时向前弯曲左膝盖，身体向下沉压向球面。

运动小细节： 下压时要慢慢地进行，双臂伸直，扶墙支撑身体并保持身体平衡，感受骨盆的状态。

6

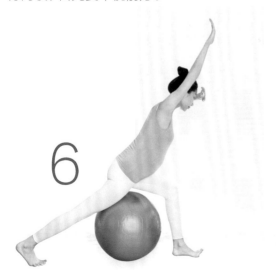

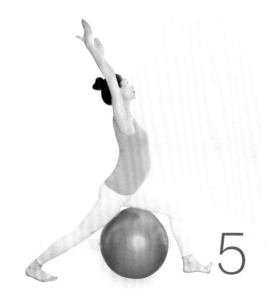

5

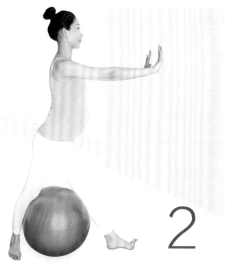

2

享"瘦"看得见

锻炼骨盆，为顺产做准备，
减轻腹部的沉重感。

5. 找到平衡感后，将手臂向上伸起。

运动小细节：如果感觉到腹部肌肉拉伸明显的
话，孕妈妈应立即停止动作。

6. 屈左手肘贴于墙面，右手臂向上伸直，将
额头放在左侧前臂处，保持 5 组呼吸后，身体
恢复直立，双腿站起，换另外一侧进行相同的
动作。

运动小细节：瑜伽球在运动的过程中可能会移
动，孕妈妈要时刻注意安全。可以用双腿稍稍
夹住球来固定。

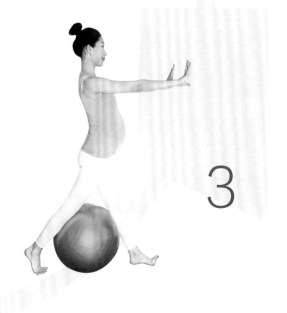

3

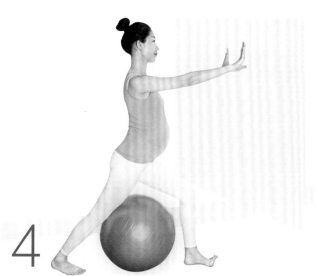

4

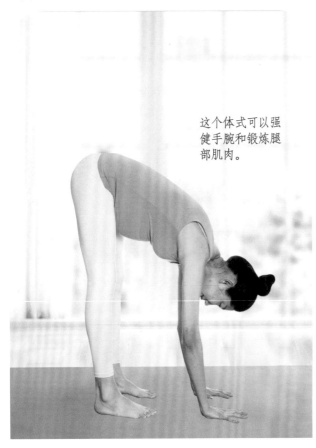

这个体式可以强健手腕和锻炼腿部肌肉。

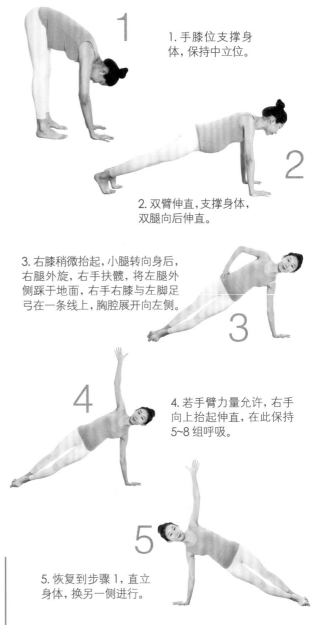

1. 手膝位支撑身体，保持中立位。

2. 双臂伸直，支撑身体，双腿向后伸直。

3. 右膝稍微抬起，小腿转向身后，右腿外旋，右手扶髋，将左腿外侧踩于地面，右手右膝与左脚足弓在一条线上，胸腔展开向左侧。

4. 若手臂力量允许，右手向上抬起伸直，在此保持5~8组呼吸。

5. 恢复到步骤1，直立身体，换另一侧进行。

侧板式
加强身体稳定性

进入孕晚期，孕妈妈增大的腹部会使孕妈妈的身体平衡感减弱，同时孕妈妈的体力也逐渐下降。此时，孕妈妈应做些能增强身体平衡感和稳定性的运动，以避免因增大的腹部而使得身体失去平衡。

孕妈妈平时可以做一些加强身体稳定性的运动，以增强平衡感，有助于自身和胎宝宝的安全和健康。

享"瘦"看得见　　侧板式可以加强孕妈妈身体整体的协调感和稳定性，而在强健核心力量的同时，对于呼吸不畅也有很好的改善作用。此外，这套动作还可以帮助孕妈妈增强体力，锻炼身体力量，亦能有效地锻炼上肢的柔韧性。

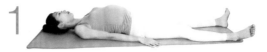

1. 平躺在地板上，双腿张开，与肩同宽。

2. 左腿屈膝，双手抱膝，拉向胸前。

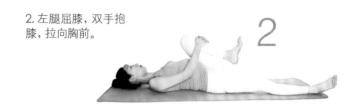

3. 在不压迫腹部的情况下，保持一条腿被拉住的状态，腹部缓缓用力，做深呼吸。

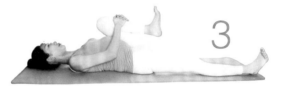

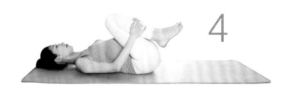

4. 两条腿同时屈膝，双手各抱一侧膝盖，拉向胸前，并保持这一姿势。

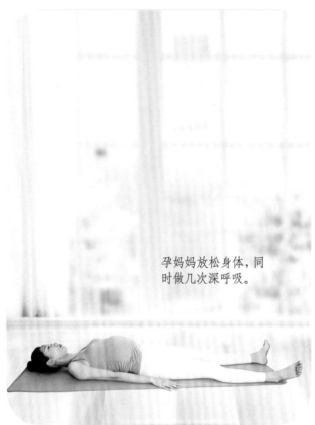

孕妈妈放松身体，同时做几次深呼吸。

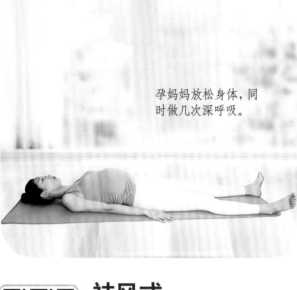

祛风式

缓解孕期便秘

越接近临产，孕妈妈的身体就会越不舒服。腰背酸痛、双腿水肿、妊娠高血压疾病、便秘……这些大大小小的毛病统统袭来，会让孕妈妈饱受折磨。尤其是孕期便秘，几乎孕妈妈们都会遇到这类难题，似乎无论用什么办法都无法根治。两三天排一次便，有时甚至更久，皮肤变差，腹部胀胀的，哪儿都不太舒服。孕妈妈除了多吃蔬菜水果外，还可以多做做促进肠胃蠕动的瑜伽动作，饮食加运动相结合才有好效果。

享"瘦"看得见　这套动作有助于促进肠道蠕动，可以有效地帮助孕妈妈缓解孕期便秘的症状。同时，还可以帮助孕妈妈排出体内多余的气体，扶正骨盆位置，对促进顺产也有一定的作用。在运动时，如果平躺会对身体造成压迫感，难以完成动作，可以采用侧躺的方式进行练习。

花环式
锻炼盆底肌助顺产

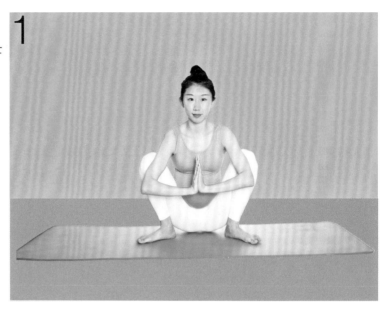

1. 吸气，手臂上举，

呼气，双手合十于胸前

站在垫子上，双脚分开略宽于肩，脚尖向外打开，吸气，手臂上举；呼气，双手合十于胸前，屈膝下蹲，膝盖向外打开，体会双腿内侧的伸展。

运动小细节：双脚分开略宽于肩，这样更利于下蹲；下蹲时要缓慢地进行，身体可以稍向前倾，同时保证身体的平衡，以免在下蹲的时候向后倾斜摔倒。

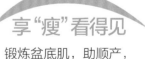

2. 无法下蹲，

可借助瑜伽砖完成动作

若孕妈妈下蹲有困难，可以选择借助瑜伽砖或者小凳子来完成这个动作。

运动小细节：孕妈妈下肢肿胀明显或者是出现趾骨疼痛时可以借助瑜伽砖来练习此动作。

享"瘦"看得见

锻炼盆底肌，助顺产，
使双腿的线条更好。

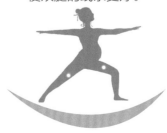

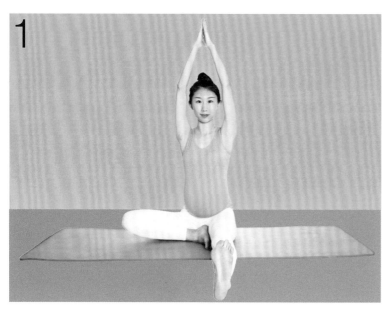

单腿坐立前屈式
帮助伸展脊柱

1. 右膝弯曲，
左脚脚趾翘起

坐在垫子上，双腿向前伸直，弯曲右腿，右脚跟放在左腿根部近会阴部，左脚脚趾向上翘起，双手合十，手臂向上伸展，身体前后摆动。

运动小细节：脚跟向前蹬，可以锻炼腿部肌肉，有预防小腿抽筋的作用。

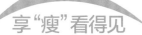

享"瘦"看得见

舒展腿部、髋部肌肉，
改善下肢水肿现象，
使双腿看起来更美丽。

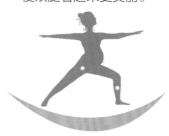

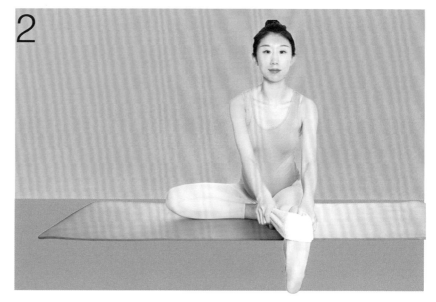

2. 背部要时刻挺直，
感觉腿、臀、背部拉伸的力量

呼气，用毛巾包住脚尖，手臂向前伸直，拉住毛巾两端，拉伸脊柱，同时有规律地呼吸。保持 3~5 组呼吸，收腿，直立身体，换另一条腿进行。

运动小细节：若身体允许，手指尽量碰到脚尖，脊柱不要弯曲。

孕 10 月

为了迎接分娩，现在就应该做一些促进血液循环，有助于顺利分娩的瑜伽练习，还要做一些调息和深度放松来缓解心理压力。分娩的时候控制呼吸可以缓解疼痛。在分娩的第一阶段子宫开始收缩时，可以找一个自然舒适的姿势集中意念呼吸。呼气时，想象将紧张和疼痛全部呼出。阵痛开始时，先缓慢地深吸一口气，然后尽可能慢慢地呼出，直到阵痛结束。本月做运动时可以叫上准爸爸一起，这样会增强孕妈妈自然分娩的信心。

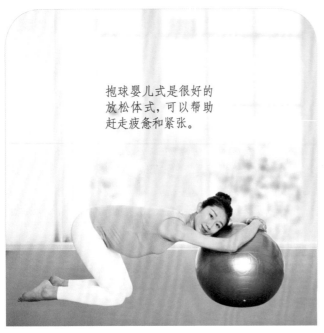

抱球婴儿式是很好的放松体式，可以帮助赶走疲惫和紧张。

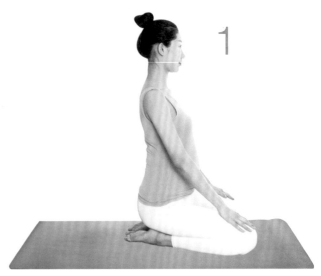

1. 跪在垫子上，臀部向下坐在脚跟上。

抱球婴儿式
充分放松身心

孕 10 月了，离孕妈妈分娩的日子越来越近了。孕妈妈应该增强自己能顺利生产的信心。

同时，孕妈妈也不要放弃运动，做些利于分娩的舒缓运动以及练习科学的呼吸方法，有利于顺利分娩。

享"瘦"看得见

此姿势有利于孕妈妈锻炼盆底肌，同时也是很好的待产体式。宫缩出现时或是感觉疲劳时，都可以用此姿势来放松。趴在球上时，腹部与骨盆都应放松，以便留给胎宝宝更多空间。

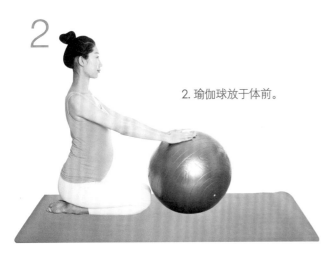

2. 瑜伽球放于体前。

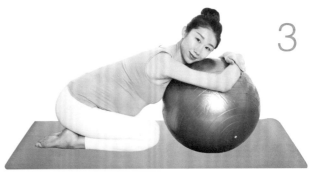

3. 双手环抱球，将脸侧向一边，颈部、肩膀、背部、臀部及双腿都放松，随着呼吸左右摇摆身体。

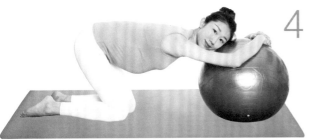

4. 跪坐时间较长时，脚踝会有压力，可以选择跪立位，双手抱球，腰部平行于地面，腹部放松。

5. 准爸爸可以用手掌或者小型按摩器，在孕妈妈的背部上下滑动按摩。

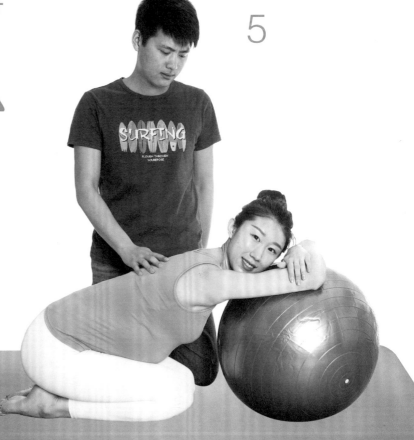

待产颠球
缓解阵痛

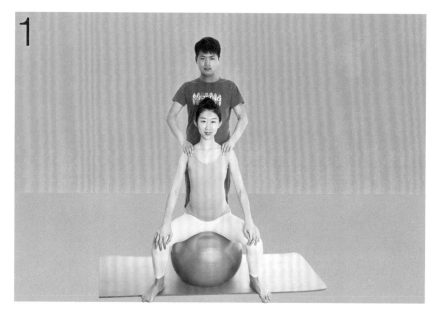
1

1. 背部与骨盆放松，
准爸爸帮忙保持平衡

孕妈妈坐在球上，双脚分开宽于肩膀，准爸爸站在球的后方，双手扶住孕妈妈的双肩。

运动小细节：准爸爸不要紧张，只需要将双手自然地搭在孕妈妈的双肩上即可。

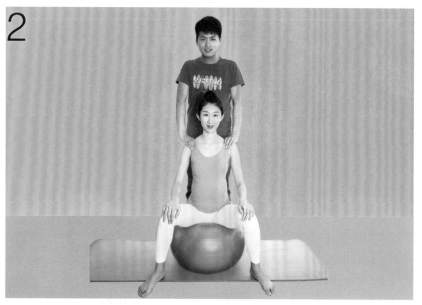
2

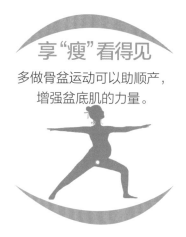

享"瘦"看得见

多做骨盆运动可以助顺产，增强盆底肌的力量。

2. 孕妈妈放松，
准爸爸掌控颠球力度

随着呼吸，准爸爸向下按压孕妈妈的双肩，颠球的幅度可以根据孕妈妈的舒适度来决定，确保球在孕妈妈的臀部下方与裤子有接触和摩擦，颠球时间可自定。

运动小细节：如果孕妈妈在颠球时出现恶心或头晕，应立即停下休息。

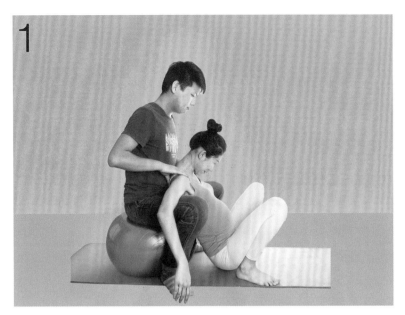

靠球放松
缓解不适

1. 准爸爸坐在球上，
孕妈妈靠在准爸爸双腿上

准爸爸坐在球上，孕妈妈采取下蹲的姿势，背部靠球，将身体放松，依靠在准爸爸的双腿上。

运动小细节： 准爸爸可以将球靠在墙上，找到稳定的支撑，才能给孕妈妈提供安全的依靠。

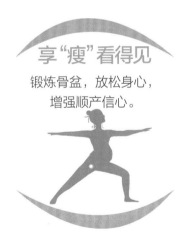

享"瘦"看得见

锻炼骨盆，放松身心，
增强顺产信心。

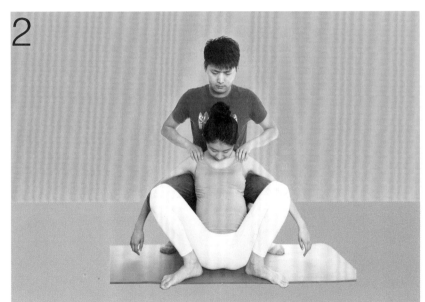

2. 放松，保持呼吸均匀，
自然按摩肩部

准爸爸在此期间可以用双手帮孕妈妈做肩部的减压放松。

运动小细节： 准爸爸按摩时可以先从双肩开始，一直到双臂，按摩的力度不要太大，孕妈妈感觉舒适即可。

准爸爸按摩
给孕妈妈鼓励与支持

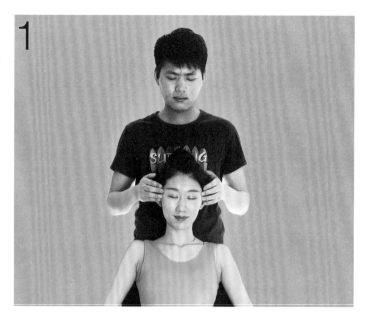

1. 按摩头部，
精神放松

孕妈妈坐在瑜伽球上，孕妈妈的头靠在准爸爸的腹部，保证颈部稳定。

运动小细节： 在没有他人帮忙的情况下，孕妈妈要保证球的下方有垫子或毛巾来防滑。

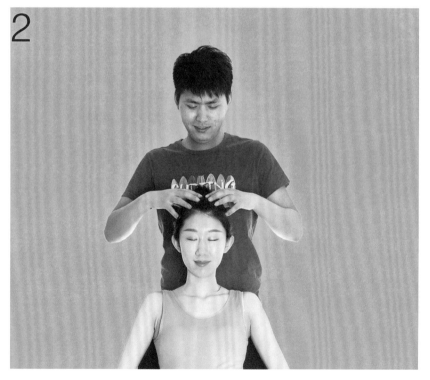

2. 自下而上按摩，
力度要适中

准爸爸从太阳穴的位置开始，从下向上至头顶的百会穴做按摩。

运动小细节： 准爸爸在按摩的时候，以打圈的方式轻柔地按摩穴位即可。可以自太阳穴到百会穴多按摩几次。

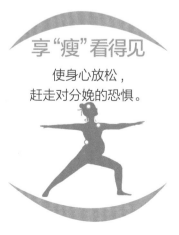

享"瘦"看得见

使身心放松，
赶走对分娩的恐惧。

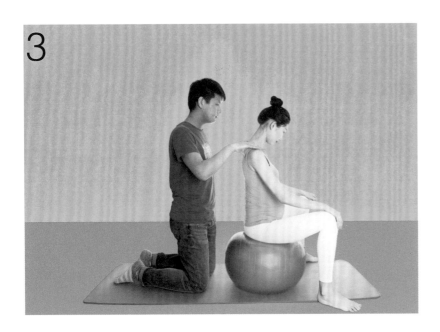

3. 按摩上背部，
放松肩颈部

孕妈妈坐在分娩球上，双手放在腿上。准爸爸自双肩向颈部，轻压肌肉。

运动小细节： 准爸爸按摩时可以用双手的大鱼际位置帮助孕妈妈按摩，力度以孕妈妈感觉舒适为宜。

4. 按摩下背部，
放松骶髂

准爸爸用手掌从上向下按摩孕妈妈的骶髂部位，力度以孕妈妈感觉舒适为主。

运动小细节： 按摩时可以利用小型按摩器来帮忙，按摩器的滚珠可以为整个背部带来顺滑感，有利于孕妈妈的肌肉放松。

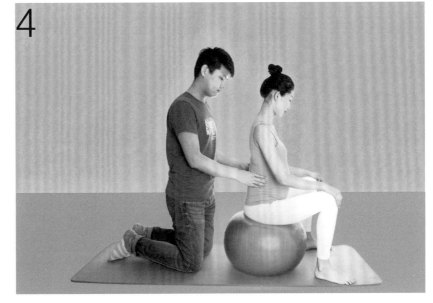

双人慢舞
放松全身

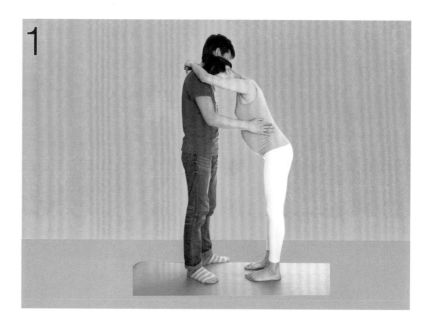

1. 模仿跳舞，
全身放松

站立位，夫妻拥抱，孕妈妈将头放在准爸爸肩上，准爸爸双手扶在孕妈妈的腰部或骶髂关节处。

运动小细节： 模仿跳双人舞的姿势，放一些孕妈妈喜欢的音乐，仿佛又回到恋爱时的两人时光。

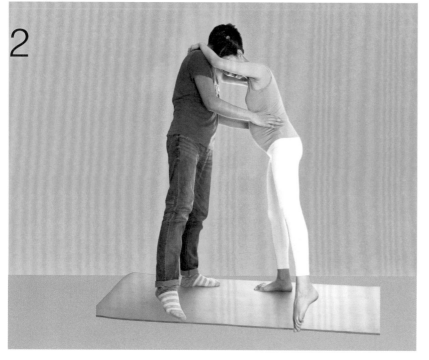

2. 跟随节奏，
带领孕妈妈摇摆

准爸爸随着音乐的节奏（或是自己的节奏），带领着孕妈妈先向左侧摇摆，再向右侧摇摆。

运动小细节： 在摇摆的过程中，准爸爸要保持好重心，给孕妈妈安全的依靠。

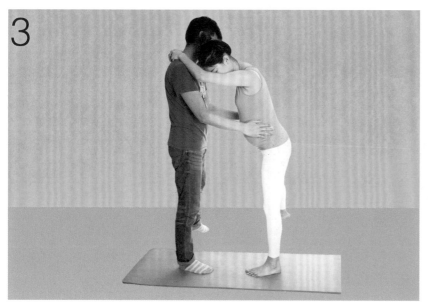

3. 轻轻摆动，
享受放松的时光

保持相同的节奏进行缓慢的摇摆，像跳舞一样，最终恢复步骤1。

运动小细节： 准爸爸可以在孕妈妈耳边和她说说鼓励的话，这样会给她更多心理上的安慰和信心。

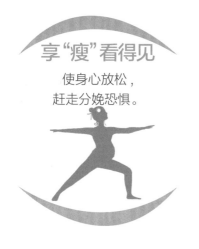

享"瘦"看得见

使身心放松，
赶走分娩恐惧。

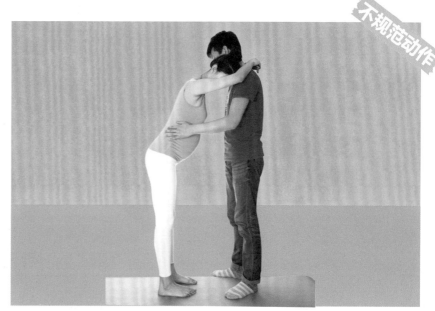

不规范做法

紧张，摇摆过度

做这套动作时，前提是准爸爸和孕妈妈都要放松，不要因为紧张使身体僵硬。此外，在摇摆的过程中动作要轻柔、缓慢，不要像两个人在"打架"一样。同时，配合均匀的呼吸，在浪漫的氛围中达到运动效果。

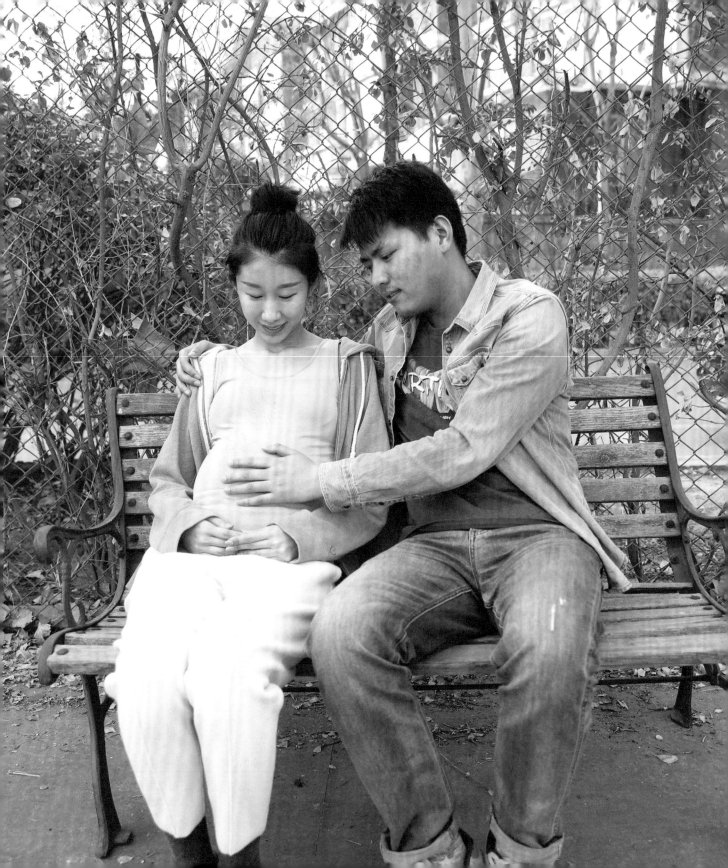

缓解孕期不适的瑜伽

当孕妈妈还沉浸在"怀孕了""有小宝宝了"的喜悦中时，令人不快的孕期不适也随之悄然来临了。也许平时只需要吃一粒药就能消除的病症，在孕期都会变得棘手起来。毕竟，在这个关键时期，即使是安全、无不良反应的药物，吃还是不吃，孕妈妈都会犹豫不定吧。怀孕时所产生的孕期不适，主要是由身形变化而导致的血液循环不畅或内分泌失调引起的。因此，保证身体的平衡协调是孕妈妈平安、健康、愉快地度过孕期的关键。下面，就来给大家介绍一些有助于缓解常见孕期不适的瑜伽动作，希望对孕妈妈有所帮助。

疲劳、困乏

怀孕初期，由于体内激素的变化，孕妈妈极易疲乏、嗜睡。睡意袭来或身体疲劳时，休息是最好的缓解方法。但在不便休息的情况下，伸展运动和按压穴位能够帮助缓解疲劳，提神醒脑。

1

在瑜伽垫（或地板上）平躺好后，脚跟用力向外蹬，双手在头顶交叉握好后，双臂伸直，像伸懒腰一样从头到脚舒展全身。

2

双手抓住耳朵，将耳朵轻轻拉向两边。

运动小细节

耳朵上穴位丰富，对应全身各处，按摩一下耳朵好处多多。

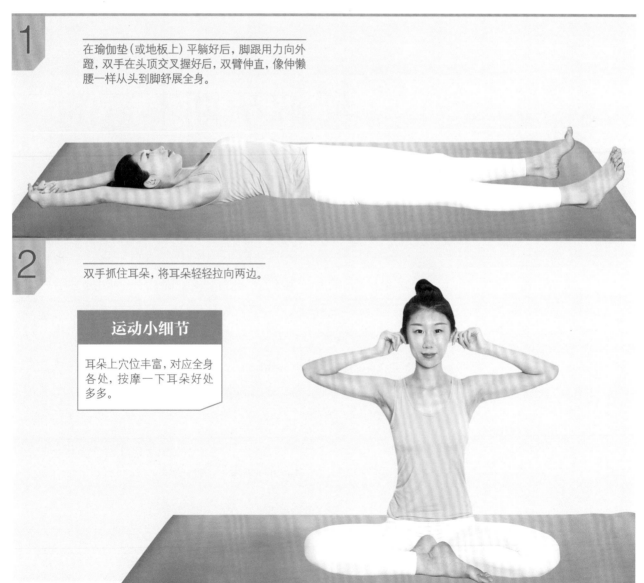

3

按摩耳郭后，将整个耳朵分别向旁边、向上、向下提拉。

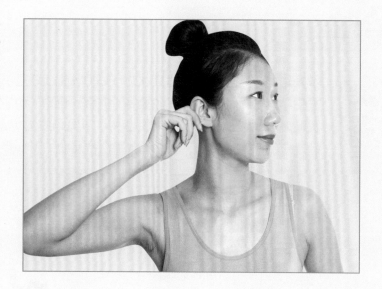

4

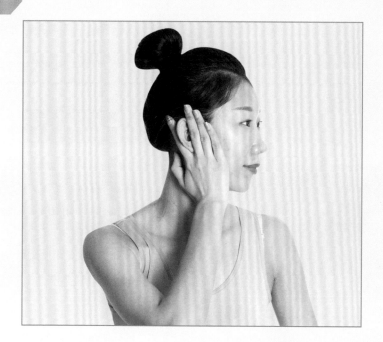

将耳朵置于食指和中指之间，用食指和中指上下摩擦耳朵至温暖发热即可。

孕吐

孕吐是孕早期常见的不适症状之一。70%以上的孕妈妈都经历过不同程度的孕吐。发生孕吐时，应当尽可能地挺身、扩胸。同时，刺激、按压正确的穴位，也能够缓解孕吐症状。此外，在日常生活中，孕妈妈应当尽量避免接触容易使自己产生孕吐反应的食物或气味，吃一些合胃口的食物，少食多餐。

1

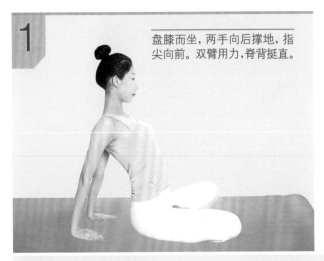

盘膝而坐，两手向后撑地，指尖向前。双臂用力，脊背挺直。

2

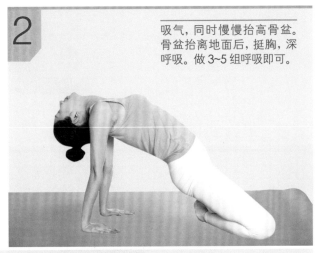

吸气，同时慢慢抬高骨盆。骨盆抬离地面后，挺胸，深呼吸。做3~5组呼吸即可。

3

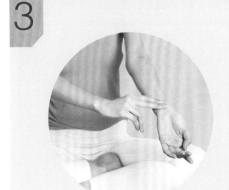

将右手的食指、中指放在左手手腕内侧。

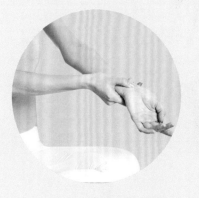

食指、中指中心位置即为内关穴，用大拇指指腹按压、刺激这一穴位。

运动小细节

孕吐严重时，孕妈妈可以采用指压法缓解症状，或者把纽扣或珠子放于内关穴上，用布包住手腕刺激穴位，也能起到同样的作用。

腰痛

肚子的逐渐增大会使孕妈妈的背部肌肉收缩，导致血液循环不畅。此外，逐渐变化的体型会加深对背部的压迫，同时腰部负担也会随之增加，这就造成了孕期腰痛的症状。保持正确的形体姿态对整个孕期都十分重要，孕妈妈需要锻炼腹部和腰部的肌肉力量，以保持身体平衡。

| 1 | 双脚脚尖向前站好。 | 2 | 收腹，将肚子朝后背方向收紧。 | 3 | 脊背挺直，腰部关节舒展开，吸气，将双手合十，双臂伸直上举，保持此姿势 3~5 组呼吸。 |

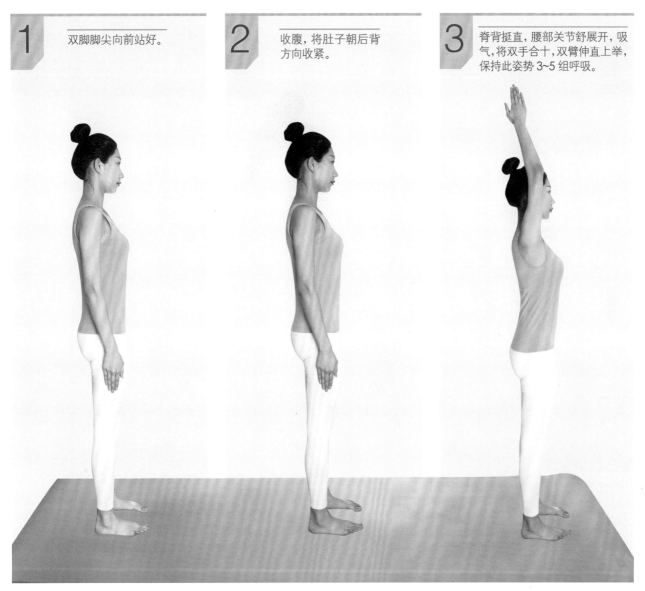

乳房疼痛

怀孕期间，乳腺组织逐渐发达，同时胸部也在慢慢胀大。在这一过程中，大部分孕妈妈的胸房会产生疼痛感。当乳房疼痛时，孕妈妈可以在手掌上涂抹适量的乳液或润肤油，轻轻按摩乳房，但注意避开乳头部位，以免刺激引起宫缩。同时，适当做一些帮助胸部周围肌肉放松和促进血液循环的拉伸动作，同样可以缓解乳房疼痛的症状。

1

双手在乳房部位按照图中的箭头方向轻轻画圆按摩。

运动小细节

此套动作简单、易操作，怀孕期间可以随时做，如工作间隙、在沙发上看电视时、起床前及睡觉前。

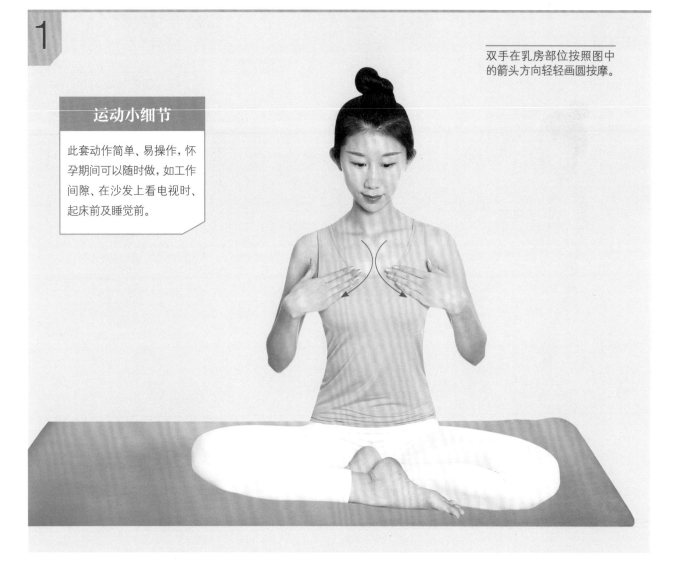

2
两手指尖放在肩膀上。

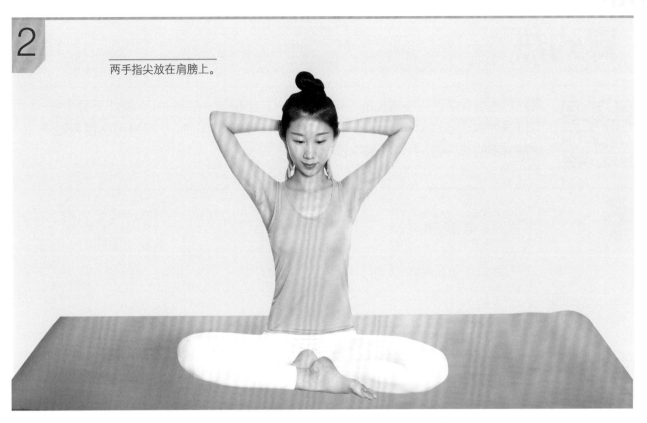

3
呼气的同时手肘并拢，再呼气，手肘向下平放与肩同高。

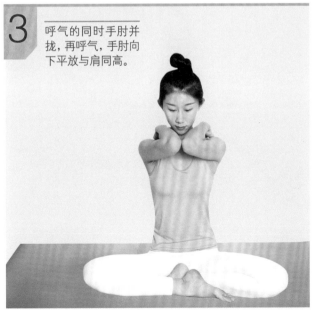

4
肩部带动手肘作画圈转动，同时放松胸部周边的肌肉。反复做 3~5 组即可。

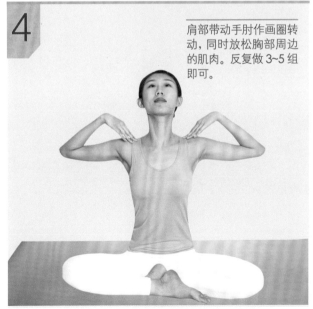

胃灼热

胃灼热也是怀孕过程中常见的不适症状之一。出现这一症状时，孕妈妈不要慌张，可以通过做一些有助于疏通胃肠经络的动作来缓解。同时，小口喝温水也有助于缓解胃部的灼热感，并切忌暴饮暴食。

1 双膝跪地，上身跪坐好后，腰部放松，右手撑地，另一侧手臂伸直上举，向右倾斜，拉伸身体侧面，保持 3~5 组呼吸后换另一侧进行。

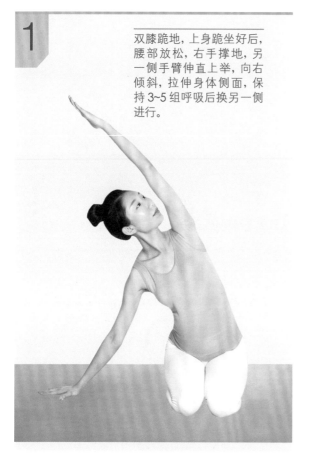

2 保持跪坐姿势，两手在背后交叉相握，手臂伸直，仰头挺胸，身体放松，大口呼吸。

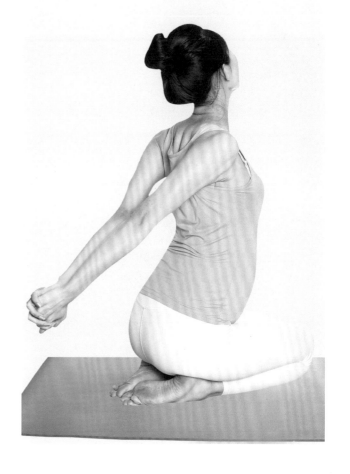

3

双脚分开与肩同宽, 站好后两手在背后交叉相握, 手臂伸直, 收腹挺胸, 大口呼吸。

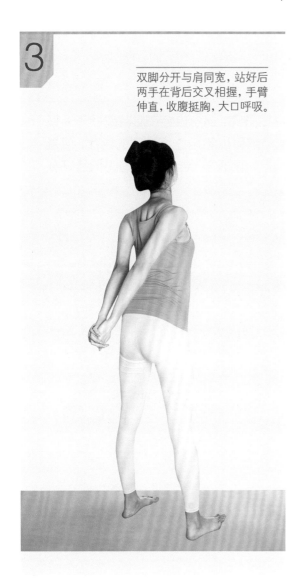

4

右手叉腰, 左手臂伸直上举, 向右倾斜, 拉伸身体侧面。保持这一姿势3~5组呼吸, 换另一侧练习。

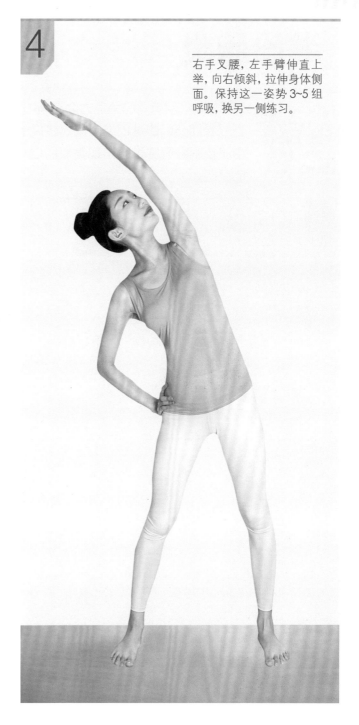

淋巴腺炎

怀孕期间，孕妈妈的免疫力会有所下降，通常在腋窝，偶尔也会在后背或肚子上摸到或看到凸起的淋巴结。虽然轻度的淋巴结凸起可以不用进行特别的治疗，但是由于皮脂腺囊肿也会出现类似的症状，因此建议出现这一症状的孕妈妈们最好及时就医。

1

身体放松平躺，两腿屈起，两脚脚掌相对，股关节放松，按摩股关节周围的肌肉，促进血液循环。

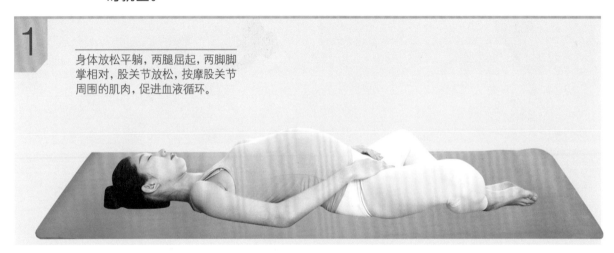

2

保持脚掌相对的平躺姿势，右手臂抬高，小臂垫在头下，左手轻轻地从手肘开始按摩至腋下。按摩结束后，换另一只手用同样的方法按摩、放松。

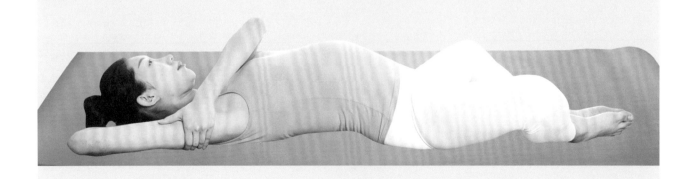

小腿痉挛

大部分孕妈妈在孕期中都会出现小腿痉挛情况。小腿痉挛多是由于肌肉使用过多、负担过重或血液循环不畅导致的。此外，身体的电解质不足也会导致小腿痉挛的发生。发生小腿痉挛时，需要充分饮水，睡前泡脚，多做拉伸运动并保持正确的走路姿势。

1

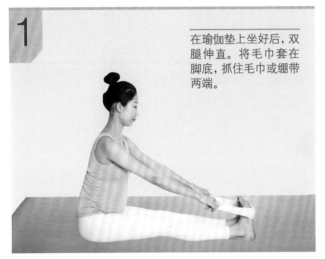

在瑜伽垫上坐好后，双腿伸直。将毛巾套在脚底，抓住毛巾或绷带两端。

2

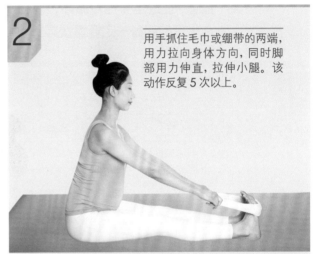

用手抓住毛巾或绷带的两端，用力拉向身体方向，同时脚部用力伸直，拉伸小腿。该动作反复5次以上。

3

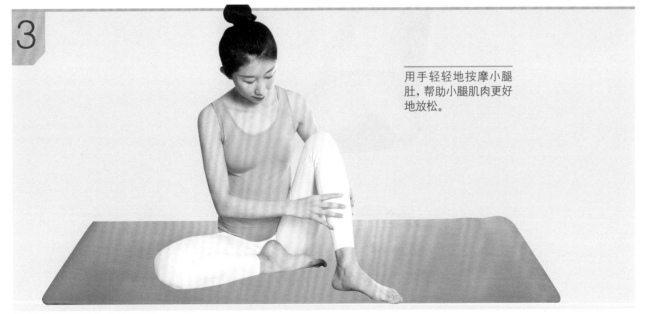

用手轻轻地按摩小腿肚，帮助小腿肌肉更好地放松。

起立性眩晕

怀孕后，长期保持坐、卧姿势后，突然站起时，容易产生头部晕眩症状，这就是起立性眩晕。这是由于下身血液循环受阻，导致全身血液循环不畅造成的。虽然起立性眩晕只是怀孕期间出现的临时症状，但是眩晕容易导致身体失去重心，甚至跌倒，因此预防起立性眩晕非常重要。以下锻炼小腿的运动，能够疏通下身静脉血管，促进全身血液循环，缓解孕妈妈在孕期的眩晕症状。另外，孕妈妈在久卧、久坐后的起身一定要慢慢起立。

1

上身挺直，端坐在椅子上。脚跟着地，脚掌及脚尖抬起，直至小腿内侧出现刺激、酥麻感。

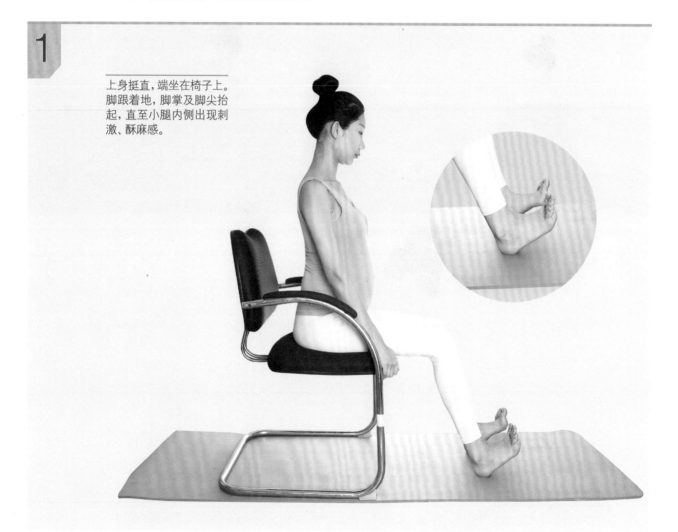

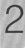

脚尖点地，脚掌及脚跟踮起抬高，拉伸小腿内侧。将这两个动作反复 10 次以上，可以疏通下肢静脉血管，预防起立性眩晕。

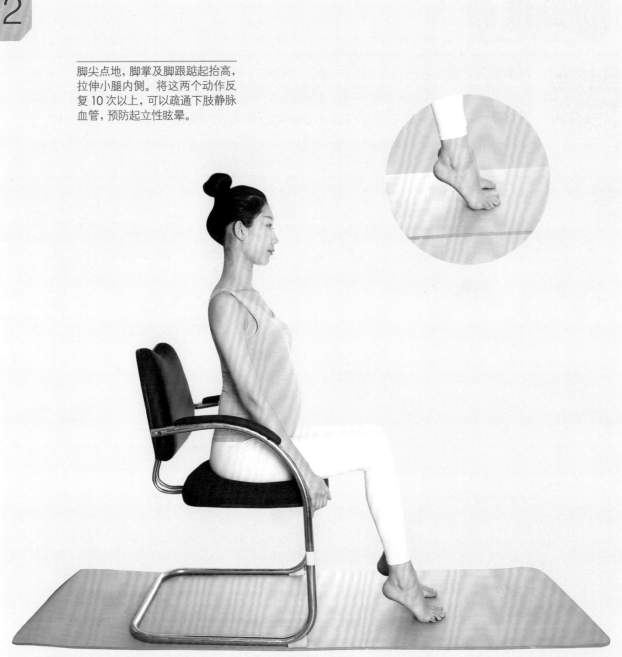

肋骨疼痛

怀孕进入后期，茁壮成长的胎宝宝几乎占据了妈妈腹中的全部空间。因此，对孕妈妈来说，不仅是膀胱会被压迫，肋骨也会产生疼痛。肋骨产生疼痛症状时，拉伸上身动作有助于缓解不适。在动作变换的过程中，也能寻找到使孕妈妈和胎宝宝都比较舒适的角度和姿势。

1

双腿向两边张开伸直，脚趾内扣，找准平衡后，双臂上举过头顶，双手合十，拉伸上身。

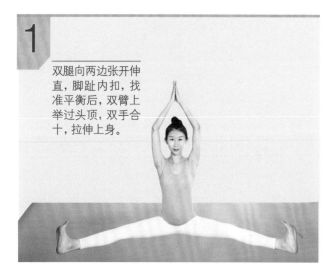

2

右手撑地，左手向上伸直后向右侧倾斜，拉伸侧身。用同样的方法，左右手交替练习。

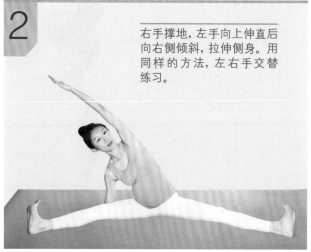

3

运动小细节

身体在扭转时不要屏息，要保持均匀的呼吸，这会让身体更放松。

配合腹式呼吸，上身轻轻地向左右两侧扭转。

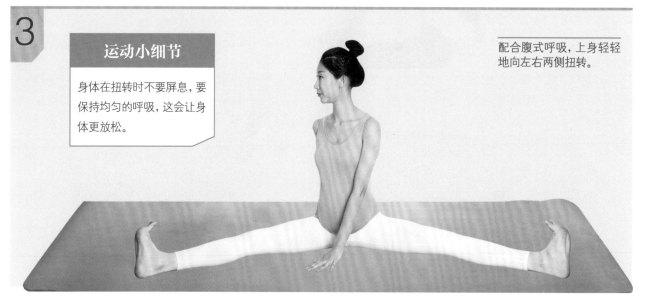

股关节肌肉酸痛

随着孕周的增加，孕妈妈的腹部越来越大，体重也会增加，导致腰部和盆骨部位的负担加重，支撑身体的股关节部位会出现肌肉紧绷、酸痛的症状。如果股关节部位在稍微走动时都会产生酸痛感，建议充分放松盆骨，充分休息。

1

一条腿在体前盘起，另一条腿向后伸直。注意，盘在体前的那条腿不要挤压到肚子。同时，双手伸直撑地，上身向上挺直，伸直的那条腿向后拉伸，刺激盆骨部位。

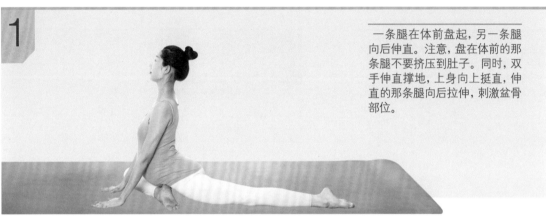

2

在能够轻松地做动作 1 的情况下，双手交叉在脑后，将向后伸直的那条腿的膝盖弯曲，脚部向上抬起，脚趾抵在手肘处。

运动小细节

注意上身不要过分挺直，以免加重腰部负担。

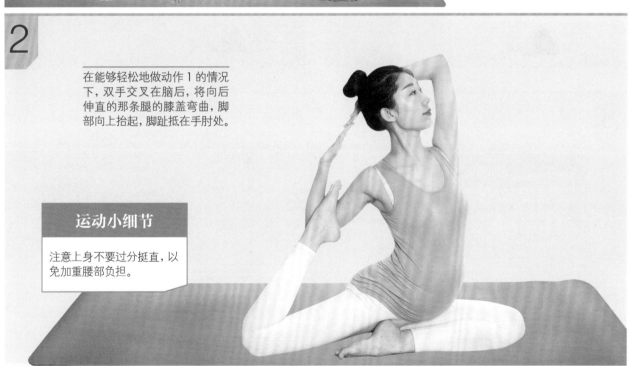

水肿

进入怀孕后期，水肿症状会越发严重。水肿加剧是由子宫扩张，压迫下腔静脉，导致盆骨变形造成的，这种症状是暂时性的，在分娩后会自然消失。怀孕期间，孕妈妈一旦感觉身体有逐渐水肿的迹象，就应该多做一些促进身体血液循环的动作，缓解水肿症状。

1 在地板上平躺好，手、脚上举，轻轻抖动。

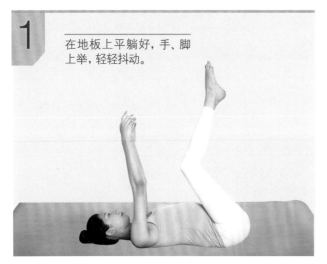

2 双手放于身体两侧，两腿伸直，双脚绷直、回勾。

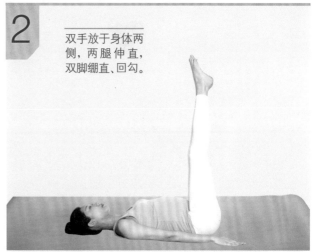

3

运动小细节

练习时注意保持腿部的平衡。如感觉舒适，可以适当延长练习时间。

重复练习脚面绷直、回勾的动作 5 分钟，以促进腿部血液循环。

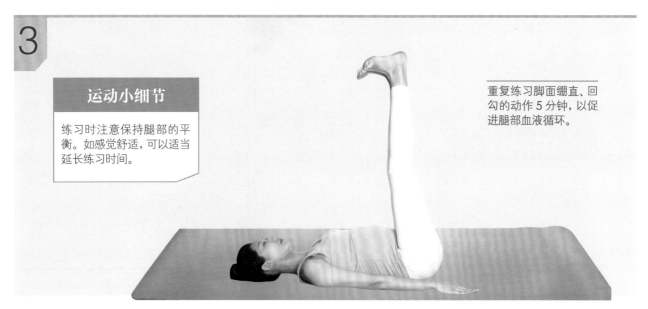

消化不良

进入孕中期后，肚子在逐渐变大的同时会压迫到肠胃，导致孕妈妈即使吃一点点东西都会有积食的感觉。出现消化不良的症状时，建议孕妈妈适当减少进食量，多吃易消化的食物。此外，步行和上身运动都有助于缓解消化不良的症状。

1

身体放松，盘腿坐好。双手（包括手指）、双臂伸直，向两边打开，与身体约呈 45° 角。

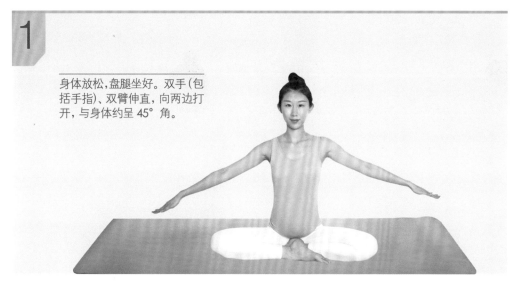

2

呼气，同时手臂上举，双手合十。吸气，双手分开，双臂上下缓缓地摆动，像挥动翅膀一样，反复 10 次以上。

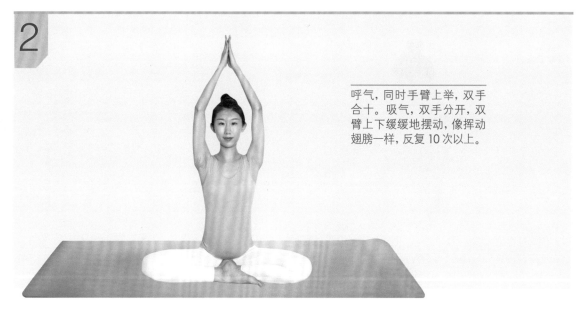

便秘

便秘是孕期不适中很常见又较痛苦的症状之一。怀孕进入中后期，胀大的子宫会压迫大肠，肠道蠕动速度会变慢。大幅度的腹部活动，配合腹式呼吸，是帮助促进肠道蠕动的有效方法。

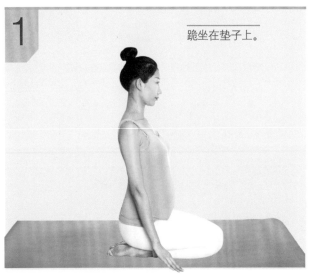

1 跪坐在垫子上。

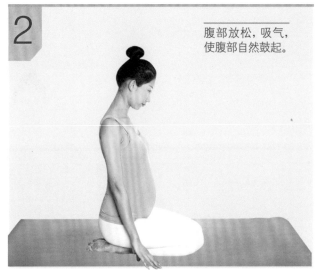

2 腹部放松，吸气，使腹部自然鼓起。

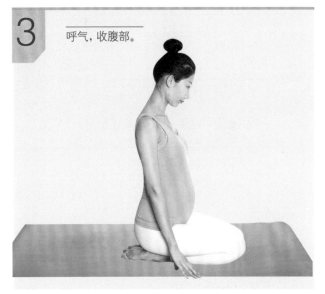

3 呼气，收腹部。

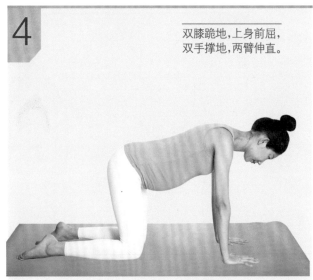

4 双膝跪地，上身前屈，双手撑地，两臂伸直。

5 肚子放松，吸气，配合腹式呼吸，使腹部自然鼓起。

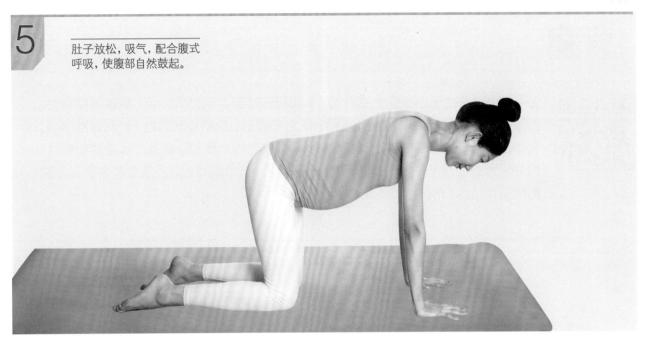

6 用嘴巴呼气，同时收腹。

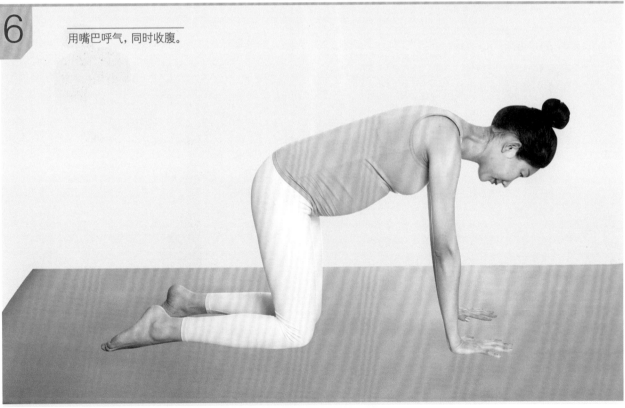

背痛

怀孕期间，在肚子逐渐变大的同时，孕妈妈的腰部会自然向前挺，导致背部弯曲。如果一直保持这一姿势，背部会累积压力和疲劳，脖颈逐渐沉重，引发背部疼痛。背部的疼痛也会影响到胎宝宝出生后哺乳的姿势，因此需要通过练习放松脊柱、缓解疲劳的动作来减轻背痛带来的不良影响。但最重要的，还是要多多练习正确的坐姿和站姿，形成良好的站、坐习惯。

1

双膝跪地，上身前屈，双手撑地，两臂伸直。

运动小细节

此体式可以在有合适场地的地方随时进行，用来放松孕妈妈紧张的背部和颈椎。练习过程中注意骨盆保持中立，不要塌腰。

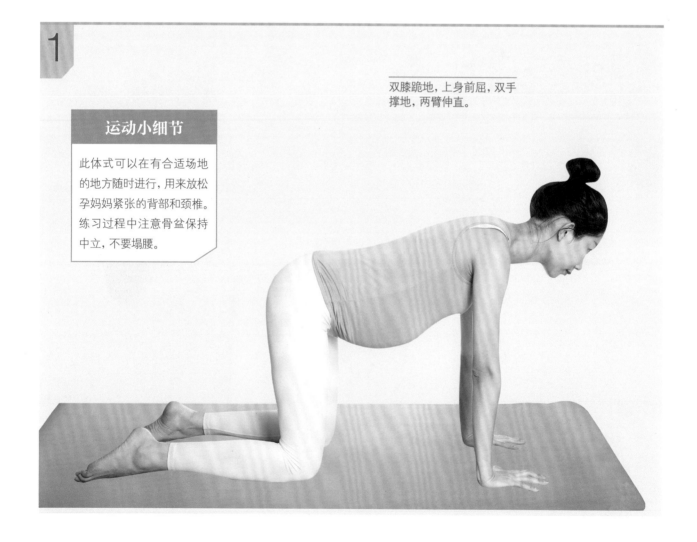

2
上身右转，眼睛看向脚底。

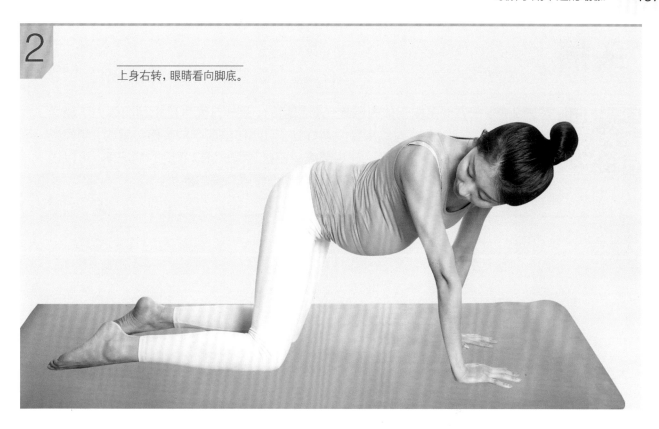

3
保持上身右转的姿势不变，同时背部拱起，呈猫式姿势。这一动作能够放松背部一侧的肌肉，缓解疲劳。

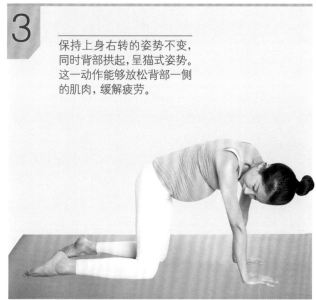

4
再将上身左转，用同样的方法练习，放松背部另一侧的肌肉。

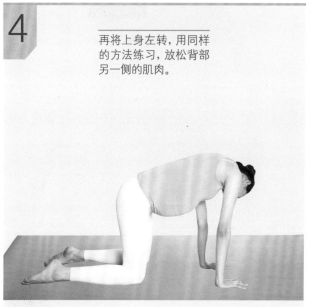

头痛

孕期头痛，一方面是由于体内激素变化引起的，另一方面也是由孕期体力下降导致的。一味地忍耐头疼对胎宝宝没有好处，因此在出现孕期头疼症状时，孕妈妈要及时接受专业的医疗诊治。在头部痛感不甚显著、可以忍受的情况下，可以通过按摩的方式或者做一些促进血液循环的动作缓解头痛的症状。

1

双膝跪地，上身前屈，头顶地，头部和双膝构成一个三角形。

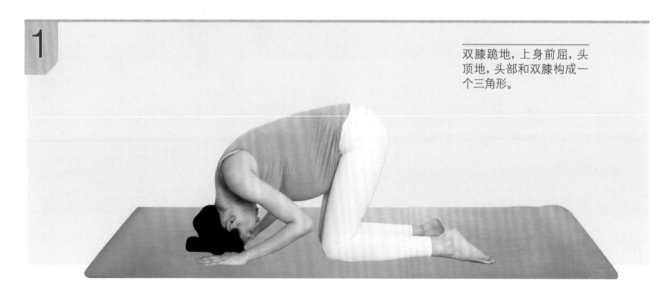

2

找准平衡后，双臂向后伸直，双手交叉相握，保持这一姿势3~5组呼吸。

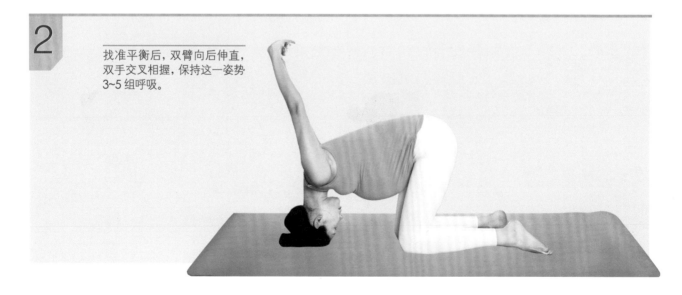

失眠

进入孕晚期，出于对分娩的担心和不安，不少孕妈妈会出现失眠症状。治疗失眠最重要的是保持内心的平和、安定。配合做一些头部向下的动作，有助于促进血液循环、提神醒脑，缓解失眠症状。此外，适当增加运动量也能够帮助孕妈妈摆脱失眠困扰。

1

双膝跪地，头部置于地面，慢慢地前、后滚动，从额头到头顶，对头部整体加以刺激。做这一动作时，面部肌肉要放松，缓缓地呼吸，反复来回地做这一动作。

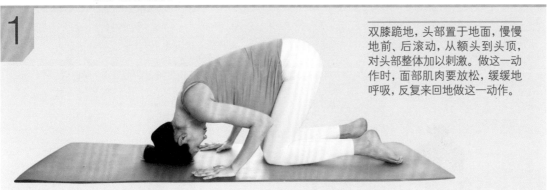

2

起身坐正后，头部微微下垂，用手指轻轻按摩头部。

运动小细节

练习这一动作时，需要找到合适的时间。如果在晚上睡前练习这个动作，会加速血液循环，提神醒脑，反而会更难入睡。因此，建议孕妈妈在白天练习这一动作，晚上躺在床上准备睡觉前，再辅以一些简单的拉伸动作，有助于更好地入睡。

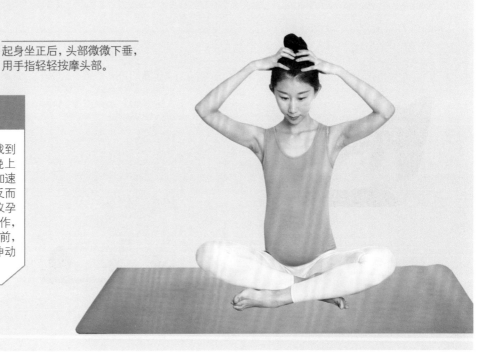

胎位不正

大部分胎位倒置的情况是可以自然回到原位的。孕期瑜伽能有效地帮助纠正胎位。孕妈妈通过练习胎位纠正操，成功地将胎宝宝的头位转正的实例也有不少。但是，过度运动可能会对身体造成伤害，因此在运动过程中，要随时留心胎动和孕妈妈自身的身体状态。

1

双膝跪在瑜伽垫上，手臂向前伸直。下巴和胸部贴着瑜伽垫，上身前屈。做这一动作时，如果感觉肚皮紧绷、不舒服，可以在胸部下方垫一个软垫来提高舒适度。

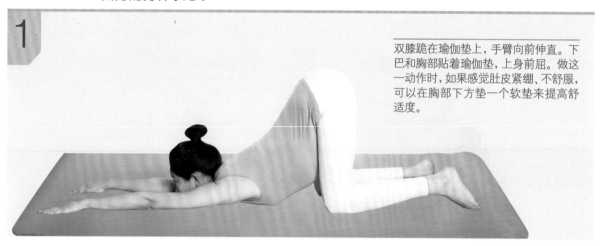

2

在瑜伽垫上平躺后，将双脚放在椅子上。手臂放在瑜伽垫上作为支撑，臀部向上抬起。

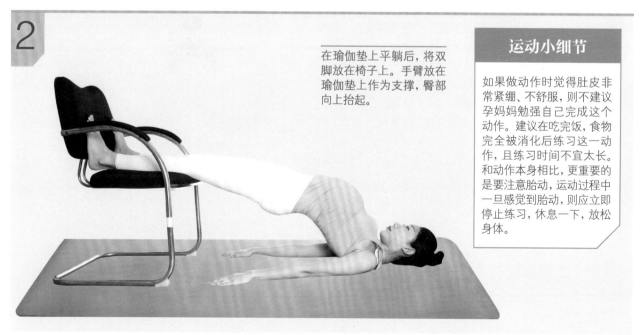

运动小细节

如果做动作时觉得肚皮非常紧绷、不舒服，则不建议孕妈妈勉强自己完成这个动作。建议在吃完饭，食物完全被消化后练习这一动作，且练习时间不宜太长。和动作本身相比，更重要的是要注意胎动，运动过程中一旦感觉到胎动，则应立即停止练习，休息一下，放松身体。

阵痛

阵痛袭来时，学会有意识地延长呼吸，对缓解疼痛很有帮助。选择自己感觉最舒服的姿势，不要被阵痛搅乱心神，努力调整呼吸。缓解假性阵痛的方法也一样，不一定非要采用平躺的姿势，只需选择好适合自己的能够顺畅呼吸的姿势后，活动腹部并做深呼吸即可。

1 双膝跪地，上身前倾，双手伸直撑地。脚尖踮起。膝盖向两侧张开，注意不要挤压到腹部。吸气，使腹部收缩。

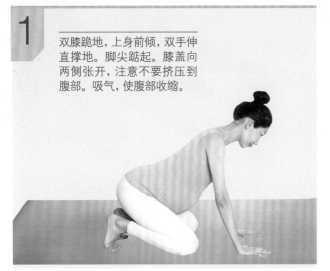

2 呼气，使腹部放松。

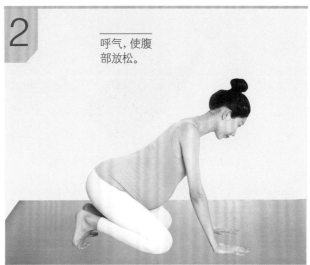

3 膝盖向两侧打开，下蹲，注意膝盖不要挤压到腹部。双手在胸前合十。身体保持好平衡后，将手肘置于膝盖内侧，放松骨盆。

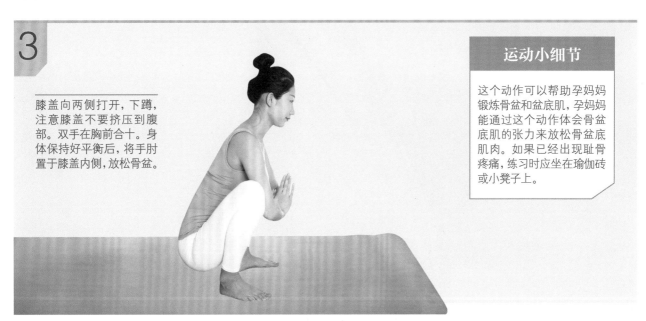

运动小细节

这个动作可以帮助孕妈妈锻炼骨盆和盆底肌，孕妈妈能通过这个动作体会骨盆底肌的张力来放松骨盆底肌肉。如果已经出现耻骨疼痛，练习时应坐在瑜伽砖或小凳子上。

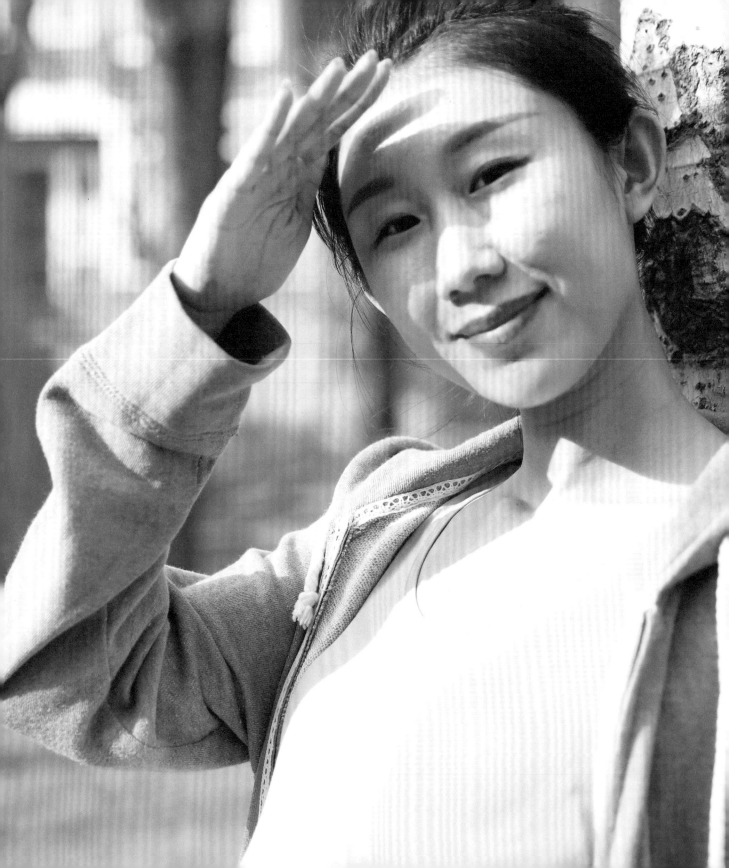

产后瘦身瑜伽

产后，新妈妈面对自己臃肿的身材苦恼不已，感叹以前那个拥有傲人曲线的自己一去不复返了。其实不然，对于刚刚生产完的新妈妈，产后瘦回孕前好身材不难，只是不能操之过急。对新妈妈来说，产后最重要的是调养好身体，身体恢复得越好，才能瘦得越快。所以，在坐月子时产后瘦身要以身体恢复为主要任务，兼顾哺乳；运动方面则要根据身体恢复情况适度活动。出了月子，新妈妈的身体也逐渐恢复了，此时才可以进行产后瘦身运动。只要长期坚持科学的运动，就能塑造完美身材，让新妈妈拥有"S"形曲线，变身辣妈。

月子期间瘦身要循序渐进

产后身体恢复是新妈妈的首要任务，因此产后瘦身不可盲目进行，新妈妈可以制定一个产后瘦身的目标，根据身体的恢复情况循序渐进地进行。这样不仅可以让新妈妈把身体养好，还能达到瘦身的目的，一举两得。

产后检查，拿到瘦身的通行证

产后在经过了 6~8 周的休养之后，身体恢复已经初见成效，此时宜进行产后回诊，以确定新妈妈的身体恢复状态。顺产妈妈要在产后 6 周回诊；剖宫产妈妈出院前要检查伤口，也应于产后 6 周回诊。

产后回诊会确认新妈妈的身体恢复情况，新妈妈一定要重视。主要是检查会阴、阴道、子宫颈、骨盆腔、剖宫产伤口，以及怀孕并发症的追踪等，只有医生确定新妈妈的身体已经恢复了，新妈妈才能开始进行系统的瘦身运动。在坐月子期间，新妈妈如有不适，要及时告知医生。

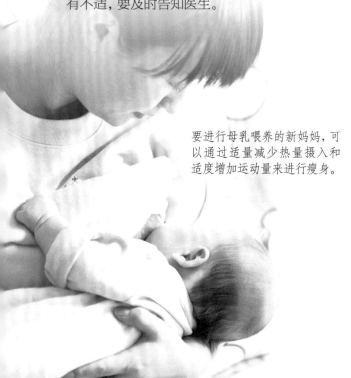

要进行母乳喂养的新妈妈，可以通过适量减少热量摄入和适度增加运动量来进行瘦身。

产后 4 个月，加大瘦身力度

产后 4 个月，在正常情况下，新妈妈的身体已经完全恢复，能够承载运动、饮食控制等各种减肥措施了，但考虑到喂奶问题，新妈妈可能对减肥还是有所顾虑的。

其实，非哺乳新妈妈在产后满 4 个月后就可以像产前一样减肥了，但对于仍然要进行母乳喂养的新妈妈来说，还是要坚持控制热量摄入和适度增加运动量的减肥原则。

此时，新妈妈可以通过适当运动来增强腰腹部肌肉的力量了。腰腹部是新妈妈身体变化最大的部位，要瘦身宜先从此处开始。

坚持有氧运动。新妈妈刚开始系统地运动，运动量不宜太大，可以把一般的有氧运动分割成每 20 分钟练习一段，每天坚持三四次，这样既能保证每天有氧运动的时间在 1 小时左右，对瘦身也非常有利。新妈妈可以采取散步、慢跑、游泳、骑自行车等多种运动方式，这样不仅能增加运动的趣味性，锻炼的部位也会更加全面。

顺产妈妈的瘦身计划

产后第 1 周：此时的运动并不是单纯为了瘦身，而是使气血畅通，让新妈妈尽快恢复元气。新妈妈可以经常下床活动，轻微活动手腕、手指、脚踝等部位，以促进血液循环。

产后第 2 周：开始制订体重管理计划，按摩腹部，巧排恶露，顺产的新妈妈可以做一些产后恢复操，锻炼子宫、会阴等部位。

产后第 3 周：顺产的新妈妈可以继续上周的锻炼，并开始进行恢复骨盆、锻炼腰部肌肉的训练。剖宫产妈妈的刀口还会隐隐作痛，所以还不适宜进行全面、系统的瘦身锻炼。

产后第 4 周：此时是顺应身体状况，进行产后运动和瘦身的好时机。可适当增加运动量，开始全身瘦身，并重点关注胸部、颈部、盆底、腰肌等部位的锻炼。

产后 2 个月：可以适当加大运动量，并采取适当减少饮食数量、提高饮食质量的方式来调整和改善饮食结构。但进行母乳喂养的新妈妈还是要注意保证营养摄取充足，只要不大量食用高热量、高脂肪的食物就可以了。

产后 4 个月：可加大减肥力度。非哺乳的新妈妈在产后满 4 个月后就可以像产前一样减肥了。但对于仍然进行母乳喂养的新妈妈来说，还是要坚持循序渐进瘦身的原则。

产后 6 个月：要进行减重锻炼了，否则身体适应了过量脂肪，以后减肥会非常难。新妈妈可以采取有效的运动瘦身方式，比如产后瑜伽。

剖宫产妈妈的瘦身计划

剖宫产妈妈的瘦身计划与顺产妈妈完全不同，在可以运动的时间上有 3 周左右的差距，而且应视身体康复状况而定。

产后 3 周：可以进行一些舒缓的活动，如在室内走一走，做一些柔和的拉伸运动，这对促进剖宫产新妈妈的新陈代谢以及身体康复是非常有益的。

产后 6 周：酌情开始减肥。剖宫产新妈妈的创口康复需要更多的时间，4 周时间并不能使身体完全恢复。产后 6 周，才可以根据身体状况来酌情考虑减肥问题，而且要以调整饮食为主。

产后 2 个月：循序渐进地减重。根据个人的伤口恢复情况，适当增加运动量，并减少热量摄入，改善饮食结构，但母乳喂养的新妈妈要保证营养摄取量。

产后 4 个月：可以加大减肥力度。从产后 4 个月起，剖宫产妈妈身体的恢复基本与顺产妈妈一样了，那么减肥计划也可以与顺产妈妈一样了。可以通过适度增加运动量、科学饮食的方式瘦身。

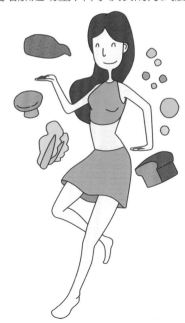

产后第1周的简单运动

产后1周内，新妈妈宜多卧床休息，可以在床上做一些简单的活动，以改善血液循环。但由于刚分娩完，新妈妈的身体还很虚弱，在运动的选择上宜谨慎，尽量选择没有大幅度动作的运动，以能促进血液循环为宜。以下动作简单、舒缓，顺产妈妈从产后第1天就可以开始做。

缩肛运动

1 仰卧或取坐位于垫子上，两膝分开。

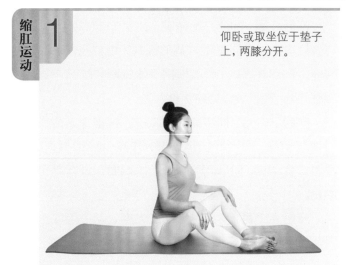

2 用力合拢两膝，同时用力收缩肛门几秒，然后放松。重复此动作5分钟即可。

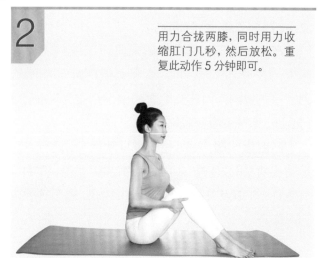

手腕练习

1 双腿屈膝跪在垫子上，保持背部向上伸展，手臂平行抬起，呼气时双手握拳。

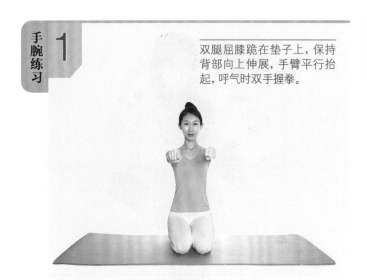

2 吸气时十指张开，停留10秒，再握紧双手。重复做1分钟。

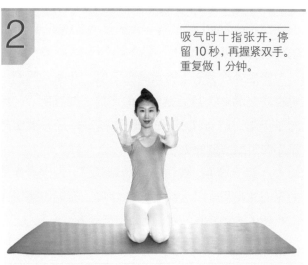

产后第2周超简单的产后恢复体操

产后第 2 周是内脏收缩至孕前状态的关键时期，下面这两套子宫恢复操和骨盆还原操虽然简单，但是对子宫和骨盆腔的收缩很有帮助，顺产妈妈可以早晚各做 3~5 分钟，能有效防止子宫后位，骨盆移位，促进子宫、骨盆回到正常的位置上。

子宫恢复操

1 俯卧在垫子上，双腿伸直并拢，双手手掌向下，自然放于身体两侧。

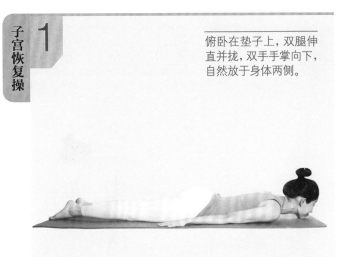

2 将枕头或靠垫放在腹部，保持自然呼吸，重复此动作 5 分钟。

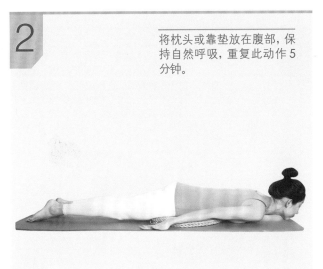

骨盆还原操

1 仰卧，双腿、双手自然平放，匀速呼吸，两膝弯曲并张开与肩同宽，保持 15 秒。

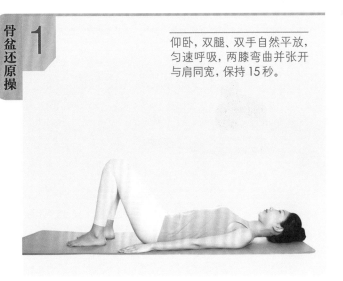

2 用力将臀部抬离垫面并紧缩肛门，保持 10 秒。放下臀部。放松，调整呼吸。

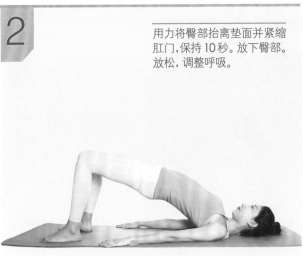

产后第 3 周有助于快速复原的小动作

进入产后第 3 周，新妈妈的身体还处于快速复原期，所以那些烦琐的产后操并不适合此时的新妈妈。其实，一些小动作看似简单，却能让身体的各个部位都得到有效的锻炼，更适合本周新妈妈瘦身。这些动作可以提高新妈妈关节的灵活性，促进体内的血液循环，也为新妈妈日后瘦身做好准备。

虎式平衡

1 双腿屈膝，与髋同宽，跪在垫子上，背部保持伸展，手臂垂直，十指张开。将右腿向后伸直，脚后跟提起，保持右腿收紧。

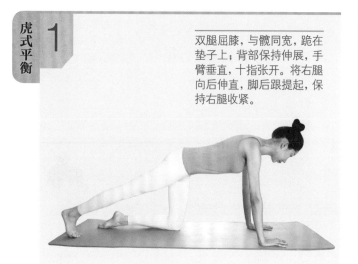

2 吸气时，将右腿用力平稳地抬起至与地面平行。

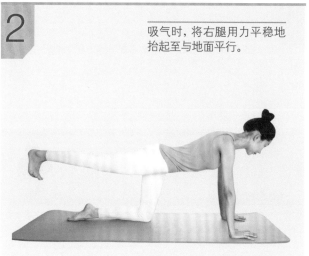

3 保持身体稳定，将左臂平行抬起，眼睛平视前方。呼气时，肚脐要向上提起，不能塌腰，保持 20~30 秒。换另一侧再做 1 组。

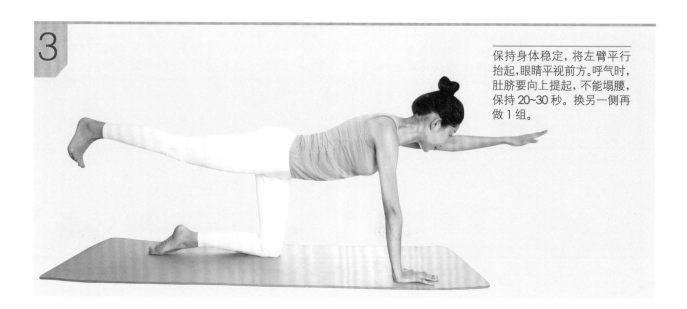

产后第 4 周要多运动背部肌肉

很多新妈妈出了月子后发现自己变得"虎背熊腰"了，以往的纤细身材已然不在，而且穿什么衣服都显得壮壮的。要想预防"虎背熊腰"，新妈妈从产后第 4 周就要开始注意背部肌肉的锻炼啦。从此刻起，多做美背的动作练习。

屈膝抬臂

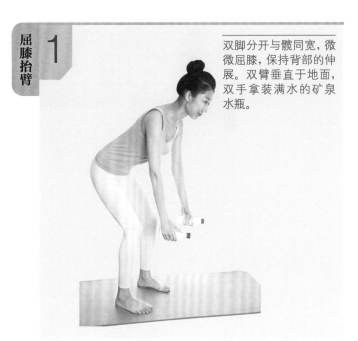

1 双脚分开与髋同宽，微微屈膝，保持背部的伸展。双臂垂直于地面，双手拿装满水的矿泉水瓶。

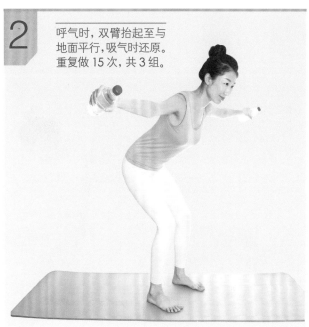

2 呼气时，双臂抬起至与地面平行，吸气时还原。重复做 15 次，共 3 组。

小臂板式

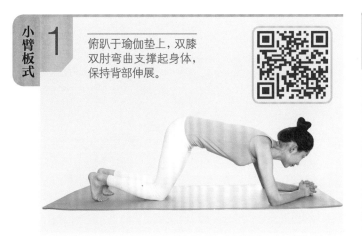

1 俯趴于瑜伽垫上，双膝双肘弯曲支撑起身体，保持背部伸展。

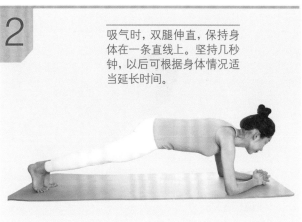

2 吸气时，双腿伸直，保持身体在一条直线上。坚持几秒钟，以后可根据身体情况适当延长时间。

顺产妈妈满月后的恢复运动

顺产妈妈满月后，可以适当做做这套恢复运动，强度不高，可以帮助收缩腹肌，锻炼骨盆，不仅能促进新妈妈产后身体恢复，还能重塑形体，强健体魄。

牛面式

1

双腿先屈膝跪于瑜伽垫上，将右腿伸向身体的左侧。双膝叠靠在一起。

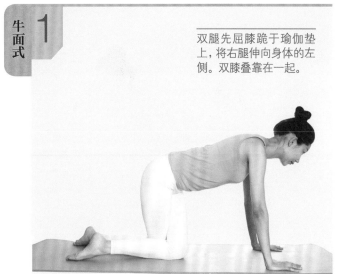

2

身体向后坐在垫子上（建议臀部下垫瑜伽砖），保持背部伸展，吸气时，双臂向上抬起，手指交叉翻转手腕，掌心朝上。保持20秒，起身换另一侧。

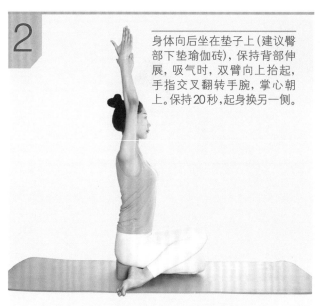

蚌式

身体向右侧躺，双腿收紧并拢屈膝。右手支撑头部，左手放置于胸前。呼气时左膝抬起，吸气时复原。重复20次，换另一侧做两组。注意双脚内侧不能分开。

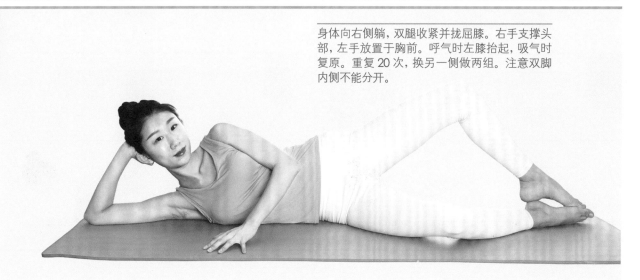

剖宫产妈妈满月后的瘦身运动

满月后，随着身体的康复，剖宫产妈妈可以做一些动作幅度稍大的瘦身动作了，以促进全身血液循环，改善新陈代谢，为日后塑造完美的身体曲线打下基础。

拉伸大腿肌肉

坐在垫子上，两腿打开，左腿慢慢弯曲，使左脚掌靠近右侧大腿根部，右手握住右脚脚踝。如果新妈妈柔韧性很好，可以用手勾脚趾，左手向身体侧后方伸展，眼睛看向指尖，保持片刻，还原放松。做8次，再换另一侧。

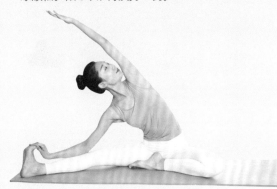

平躺抱膝

仰卧，左腿弯曲，收向腹部，双手抱膝，尽量使膝盖接近胸部。右腿抬到左膝盖上，保持10秒，头部可以抬起，慢慢还原，放松，再换左腿。每天做8~10遍。

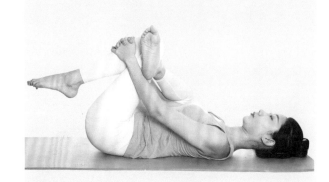

回首寻尾

1 双腿屈膝跪于瑜伽垫子上（建议跪在毛毯上），双臂垂直于地面，保持背部的伸展。呼气时腹部提起，头部转向右侧。

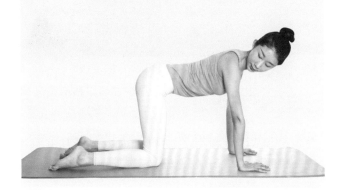

2 吸气时回到中间，呼气时再转向左侧。重复做5次。

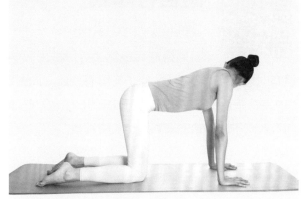

产后 1~3 个月

经过月子期的调养和适当运动,新妈妈的身心已渐入佳境,此时正是新妈妈开始减肥瘦身的好时机。但因为身体刚刚复原,所以不适合做强烈的运动,要从强度低的运动开始,循序渐进,让身体在慢慢适应的过程中达到减肥瘦身的目的。

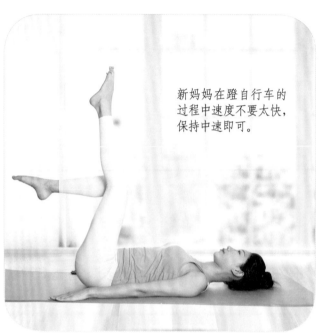

新妈妈在蹬自行车的过程中速度不要太快,保持中速即可。

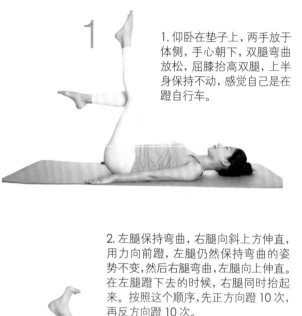

1.仰卧在垫子上,两手放于体侧,手心朝下,双腿弯曲放松,屈膝抬高双腿,上半身保持不动,感觉自己是在蹬自行车。

2.左腿保持弯曲,右腿向斜上方伸直,用力向前蹬,左腿仍然保持弯曲的姿势不变,然后右腿弯曲,左腿向上伸直。在左腿蹬下去的时候,右腿同时抬起来。按照这个顺序,先正方向蹬10次,再反方向蹬10次。

蹬自行车式
增强髋部灵活性
新妈妈产后虽然会自行排出恶露,但有时恶露会排不干净,使子宫里有瘀血。此时新妈妈练习蹬自行车式,有助于去除子宫内的瘀血,而且对于子宫移位的新妈妈也大有裨益。

享"瘦"看得见

蹬自行车式可以按摩内脏器官,新妈妈产后常做此动作,有助于排出子宫内的瘀血,还能锻炼腿部肌肉,并可以提高髋部和膝关节的灵活性,减轻静脉曲张所引起的胀痛感,令两腿修长而匀称。

风吹树式（变式）

让身体更柔韧

风吹树式（变式）是随时随地都可以做的恢复练习，喂奶之后、哄睡宝宝之后、做完家务之后……都可以用此体式来放松紧张的背部和颈椎，让身体更柔韧。在练习的过程中，要注意双腿的稳定性，骨盆保持中立，不要塌腰。

此外，在运动过程中新妈妈可以根据自己的实际情况侧弯。如果新妈妈掌握不好平衡或者有头晕症状，可以扶着椅子做。新妈妈每天做 3~5 组即可，等身体完全恢复好后，每天最多可做 10 组。

享"瘦"看得见　经过月子期间的休养，新妈妈在正式开始减肥瘦身时可以从简单的风吹树式瑜伽做起，能在运动初期增强新妈妈腿部、背部的肌肉力量，使身体更加柔韧，加快新陈代谢，避免脂肪堆积，同时也便于循序渐进地进行后期的运动。

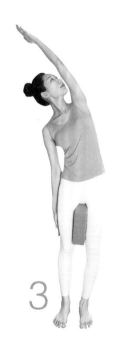

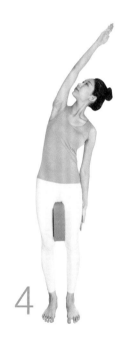

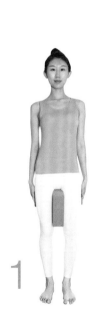

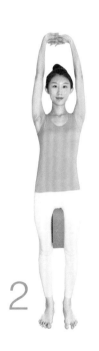

1. 双腿中间夹瑜伽砖，站山式准备，双脚平行，双腿用力伸直，双肩与手臂放松自然垂落。

2. 吸气，双手向上举过头顶，十指交叉，手掌向上推。

3. 呼气，右手落于体侧，左手臂贴向耳朵，目光看向左手臂，以手臂力量带动身体向右侧弯。

4. 吸气，身体回正，放下左手臂，举起右手臂，呼气，向反方向侧弯，吸气，收回。每侧保持 3~5 组呼吸或者更长时间，注意不要屏息。

英雄座扭转式
美化腰部、肩背部线条

1. 双手合十，
均匀呼吸

双腿屈膝跪坐于垫上，双手合十，呼吸平稳。

运动小细节：选择舒适的衣服，内衣要选择合适的，不要太紧，这样方便扭转。

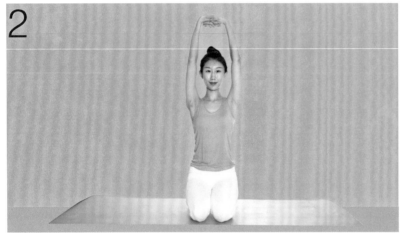

2. 双臂伸直上举，
尽量贴近耳朵

吸气时，双臂向上抬起，十指交叉，反转手腕，掌心朝上。

运动小细节：背部要保持挺直，这样效果才会更好。可在扭转时保持15秒，以加强效果。

3. 手臂、身体伸直，
慢慢开始扭转

保持两侧腰部向上伸展。呼气时，身体向右扭转，停留20秒。吸气，回到中间。再做另一侧。共2组。

运动小细节：新妈妈要注意肩关节别过分拉伸，以免造成疼痛；在扭转时动作要缓慢，背不要弯曲。

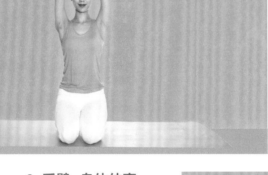

享"瘦"看得见

缓解小腿肿胀，
美化腰部、肩背部线条。

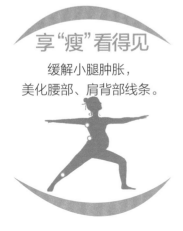

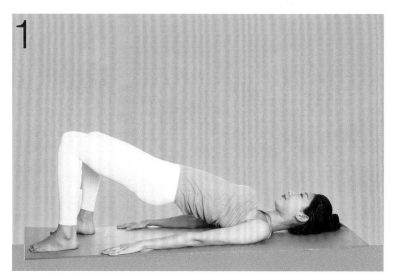

鳄鱼扭转式
消除腰腹部赘肉

1. 双腿屈膝，
用手臂和背部支撑

仰卧在垫子上，双腿屈膝与地面垂直，臀部先略抬起向左移动。

运动小细节： 鳄鱼扭转可以很好地活动骨盆，还可以消除腰腹部多余的脂肪，每天可练习10分钟。

2. 双腿紧贴地面，
可用手轻压大腿

双手打开，手掌向下紧贴地面。将两膝倒向右边，右手扶住大腿，眼睛转向左手的方向，保持20秒。

运动小细节： 在运动过程中，如果两膝不能靠拢，可用手扶住两膝并轻压。

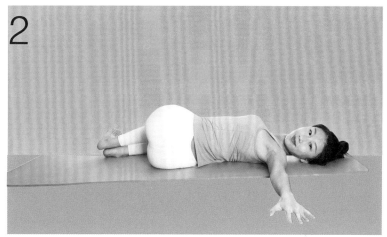

3. 先恢复原位，
再向另一侧扭转

吸气，双腿回到中间，将臀部先向右移动，再将两膝倒向左边，眼睛转向右手的方向，保持20秒。

运动小细节： 注意在向左右扭转时，不能直接扭转，要先将双腿回到中间，移动臀部，然后再移动两膝。

拜日式
调节身体各个系统

1. 站立，面前放瑜伽砖，全身放松，双脚与肩同宽，背部挺直，双手在胸前合十。

运动小细节：新妈妈要将身体完全放松，这样效果才会好，同时要配合自然的呼吸。

2. 吸气，把双臂高举过头顶，上身自腰部起向后方慢慢弯下。

运动小细节：上举双臂时，将双臂夹紧耳朵，两手的食指相触，掌心向前。

3. 一边呼气，一边向前弯曲身体，双掌放在面前的瑜伽砖上，保持这个姿势 5~10 秒。

运动小细节：在这个过程中，腿和手臂都保持伸直的状态。

4. 吸气，把左腿向后伸直，屈右膝。呼气，双手臂向上伸展，头向上抬，双眼看向斜上方，上半身挺直，胸部用力向前挺，背部则成凹形，保持这个动作 5~10 秒。

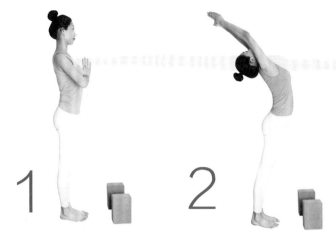

运动小细节：在做这个动作时，双腿尽量不要弯曲，保持直立状态。若新妈妈达不到标准，在自身能力范围内做即可。

5. 呼气，双手扶砖，向后迈右腿，双膝跪地；吸气，双手落于垫上，胸部下压，立起脚掌，臀部向后贴近脚跟，保持背部挺直。

运动小细节：上半身挺直时应做到胸部向前力挺，背部呈凹拱形，头部尽量向后仰，使身体充分拉伸。

6. 吸气时手臂与双腿同时用力，推动坐骨向上，背部拱起像一座桥，保持脚跟提起，双腿伸直。

运动小细节：如果能做到，可以将脚跟落地，双脚跟着地，不要抬起来，臀部向上方收起。

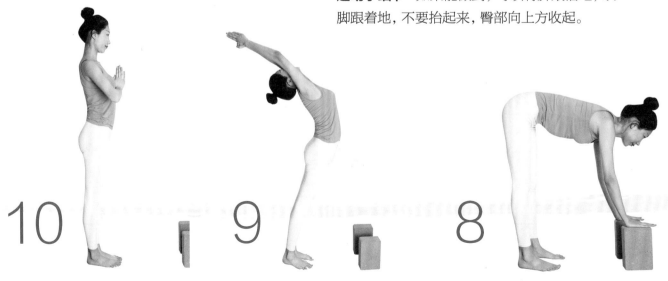

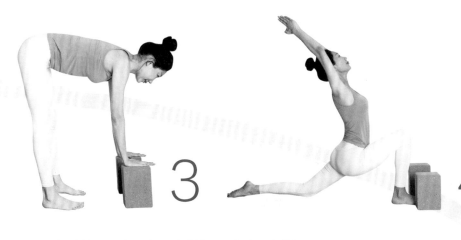

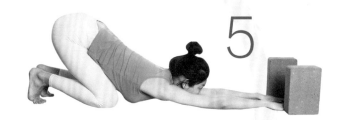

享"瘦"看得见

舒展全身，
调节各个系统，
促进身体恢复。

7. 回归跪姿，吸气，左腿向前迈一大步，右腿保持伸直，大腿上提，背部保持延展。呼气，右膝落于垫上。

运动小细节： 和步骤4的动作相同，只不过是换另一侧进行全身的拉伸。

8. 呼气，向前一步或两步迈回至双脚平行。背部伸展，双掌放在面前的瑜伽砖上。

运动小细节： 双膝伸直，保持5~10秒。

9. 吸气，身体直立，双臂高举过头顶，上身自腰部起向后方慢慢弯下。

运动小细节： 同步骤2，身体还是尽量向后弯曲伸展。

10. 吸气，身体慢慢回正，呼气时，双手合十。

运动小细节： 做这套动作前，新妈妈一定要做好热身运动，以免在运动的过程中因幅度过大，造成局部拉伤。

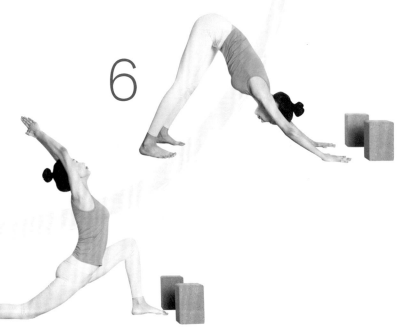

压球提臀
美臀翘起来

在做瘦身运动时，新妈妈可以找个瑜伽球来帮忙，利用柔软的瑜伽球来收缩骨盆，以达到塑造臀部线条的目的。常做此运动可以加强新妈妈腰背部及大腿后侧的力量，紧实臀部肌肉，有效地提升臀部，让新妈妈的美臀翘起来。

　　此外，在运动前一定要做好充分的准备活动。在运动过程中，还要注意正常地呼吸，因为要获得好的练习效果，呼吸也很重要。这组动作比较舒缓，新妈妈月子里也可以做，但不要在软床上做，最好在硬床上做，配合呼吸运动，效果更佳。运动过程中，新妈妈要量力而行。

1.仰卧于瑜伽垫上，将球放置在小腿下方，吸气，做好准备。

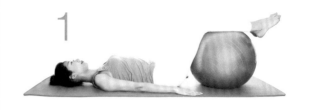

2.呼气，缓缓将头抬起，小腿向下压球，给身体一个支撑的力量，吸气，停留。

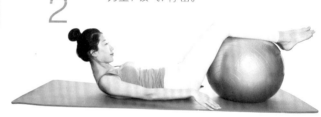

3.将头部放平，呼气，缓慢地将身体向上抬起，双腿用力地向下压球；吸气，停留。

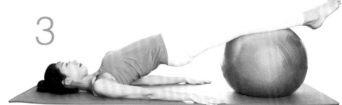

臀部和背部要充分抬起，但肩部要紧贴地面。

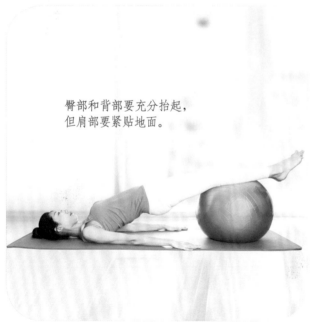

享"瘦"看得见　常做此动作，能有效锻炼臀部肌肉，加强腰背部及大腿后侧的力量，锻炼核心稳定性，对怀孕期间长肉的大腿根部和臀部有很好的锻炼作用，能打造完美的曲线，并且还可以促进骨盆和子宫恢复。

目视前方，背部保持
伸展，不要弯曲。

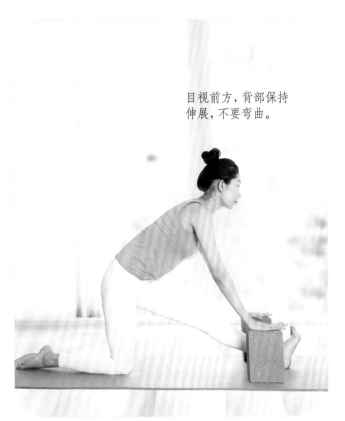

1. 起跑式，左腿屈膝与地
面呈 90°角，右腿向后
伸展。

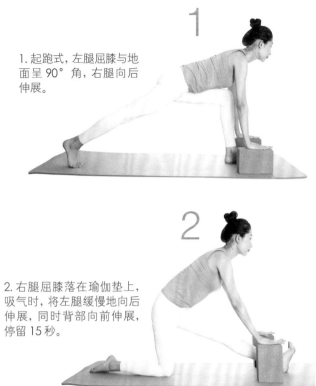

2. 右腿屈膝落在瑜伽垫上，
吸气时，将左腿缓慢地向后
伸展，同时背部向前伸展，
停留 15 秒。

腿部拉伸

消除水肿和静脉曲张

腿部水肿和静脉曲张在孕期就困扰
着孕妈妈，而由于怀孕、分娩使新妈妈体内的水分
滞留，再加上内分泌的变化，使得一些新妈妈在产
后腿部的水肿仍没有消失。还有不少新妈妈因为带
孩子，长时间站立，会出现静脉曲张的问题。有腿
部水肿和静脉曲张的新妈妈不妨试试这套动作。

　　练习这套动作时，最好是空腹或者饭后 2 小时，
这样效果会更好。在练习前 30 分钟，最好喝点水，
有助于促进新陈代谢。此外，每天可以练习两三次，
共 40 分钟。在运动中，注意右膝不要弯曲，若觉
得困难，做第一步就可以了。

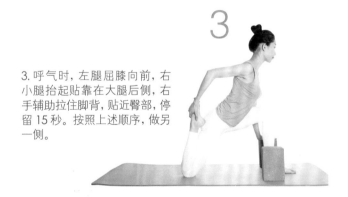

3. 呼气时，左腿屈膝向前，右
小腿抬起贴靠在大腿后侧，右
手辅助拉住脚背，贴近臀部，停
留 15 秒。按照上述顺序，做另
一侧。

享"瘦"看得见

此动作能拉伸大腿、小腿、
背部、腹部肌肉，缓解妈妈
产后腰酸背痛的症状。屈体姿势还能按摩腹部器官，
有助于保证其正常功能，防止或缓解腿部水肿和静
脉曲张。

产后 4 个月以后

产后 4 个月，新妈妈的身体已经恢复得很好了。经过 3 个月的舒缓运动，新妈妈的身体已经逐渐适应了运动的强度。从产后 4 个月开始，无论是哺乳妈妈，还是非哺乳妈妈，都可以适当地加大运动量，但是剧烈的运动仍旧不适合新妈妈，此时不妨多做些慢运动，通过拉伸、舒展身体，达到瘦身的目的。同时，运动的时间也可以稍微延长些，但力度和强度还是要循序渐进，一直到产后 6 个月再增加运动强度。

虎式瑜伽
促进骨盆恢复

分娩容易使新妈妈的骨盆变形、子宫移位，而产后骨盆和子宫的恢复需要很长一段时间。新妈妈可以多做一些促进骨盆和子宫恢复的运动。虎式瑜伽非常适合新妈妈产后练习，不仅能够防止产后子宫移位，还能锻炼新妈妈的骨盆，促进骨盆恢复，同时还可以塑造臀部曲线，让新妈妈轻松拥有小翘臀。

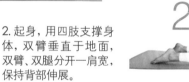

1. 双腿屈膝跪在垫子上，双手放在大腿上，放松。

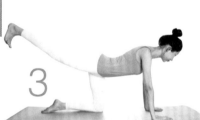

2. 起身，用四肢支撑身体，双臂垂直于地面，双臂、双腿分开一肩宽，保持背部伸展。

3. 吸气，抬头、塌腰、提臀的同时右腿向后蹬出，尽量抬高右腿，身体重心上提。

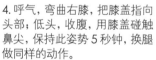
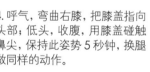
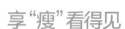

4. 呼气，弯曲右膝，把膝盖指向头部；低头，收腹，用膝盖碰触鼻尖，保持此姿势 5 秒钟，换腿做同样的动作。

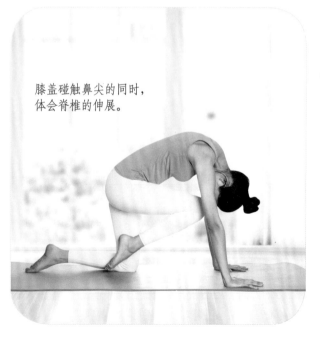

膝盖碰触鼻尖的同时，体会脊椎的伸展。

享"瘦"看得见　虎式瑜伽有助于脊椎得到伸展，强壮脊椎神经和坐骨神经，减少髋部和大腿区域的脂肪，防止产后子宫移位，还可以锻炼骨盆，让新妈妈告别大骨盆，拥有紧实的臀部和优美的臀部曲线。

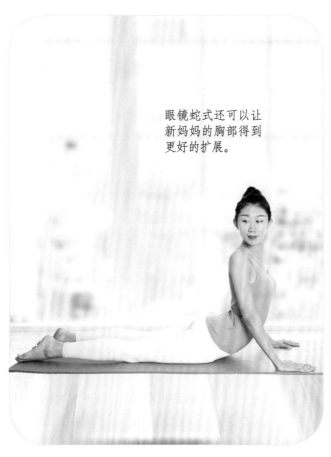

眼镜蛇式还可以让
新妈妈的胸部得到
更好的扩展。

1. 俯卧在垫子上，下巴点地；
双手放在胸部两侧，手臂夹紧。

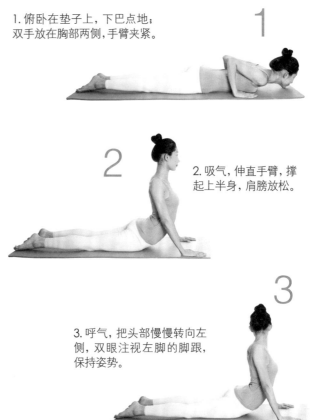

2. 吸气，伸直手臂，撑
起上半身，肩膀放松。

3. 呼气，把头部慢慢转向左
侧，双眼注视左脚的脚跟，
保持姿势。

4. 吸气，同时慢慢弯曲手臂，将
身体慢慢下落，变为之前的俯卧
体式；呼气，重复步骤 2，然后把
头转向右侧。

眼镜蛇式
翘臀又美背

眼镜蛇式可以伸展脊柱、背部，缓解新妈妈产后背部酸痛。不仅如此，这套动作还可以调理月经不调，调节激素分泌，使女性器官恢复到正常状态，同时还可以强肝壮肾，可谓益处多多。在初做眼镜蛇式时，新妈妈可以将双腿稍稍分开；在上身抬起时，手肘也可以稍弯曲，以减少对腰部的压力。

享"瘦"看得见　　眼镜蛇式可以促进血液循环，消除背部与颈项的僵硬和紧张，使脊柱神经和血管获得额外的血液供应。这组运动还能增强脊柱灵活性，美化背部、臀部线条，对产后背部神经和肌肉的恢复很有益。

脊椎扭转
远离虎背熊腰

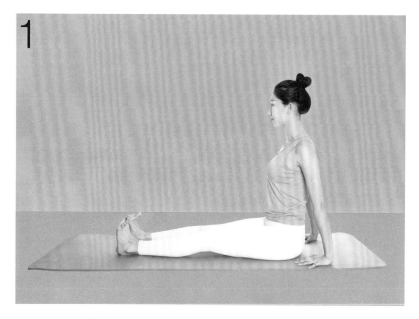

1. 腿伸直，勾脚尖，
背部向上伸展

坐在垫子上，两腿向前伸直，脚趾勾起，手臂垂放于身后，背部保持向上伸展。

运动小细节：背部直立，和地面成90°角，尽量向上伸展，使背部得到拉伸，胸部得到扩展。

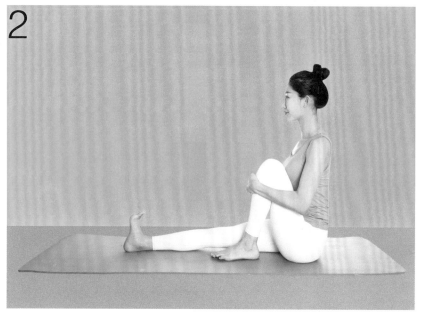

2. 左脚脚跟贴向臀部，
背部依然保持直立

双手放在腿两侧，弯曲左膝，左脚放在右膝内侧。

运动小细节：在这一过程中，背部要保持直立，不得弯腰驼背，以使背部得到更好的伸展。

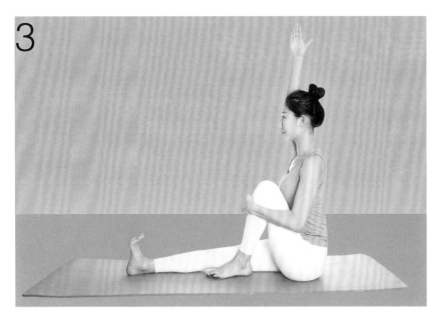

3. 右手上举，
左手环抱左大腿

用左手环抱左大腿外侧，吸气，背部挺直。右手五指并拢，右手臂上举，感受向上的伸展力。

运动小细节：尽量将左脚后跟贴近右臀部，环抱大腿时，背部仍然是直立的，不要弯曲。

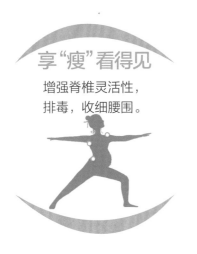

享"瘦"看得见

增强脊椎灵活性，排毒，收细腰围。

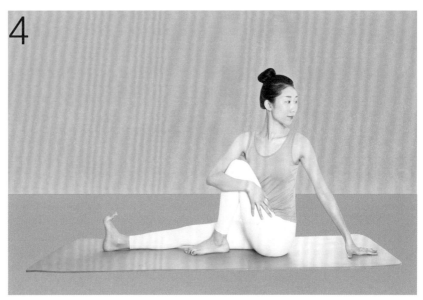

4. 呼气时扭转身体，
吸气时还原调吸

呼气，身体向左后方扭转；吸气，回到第一步。稍作调整，练习另一侧。

运动小细节：扭转时，要慢慢转动身体，不要快速转动，更不可用力过度，且肩部尽量向后打开，保持双肩平行。

哑铃四步骤 美化身体线条

此时新妈妈出了月子，身体基本恢复，可以试着做一些轻负重的锻炼，比如哑铃锻炼。下面这套简单的动作可以锻炼到新妈妈身体的大部分肌肉。

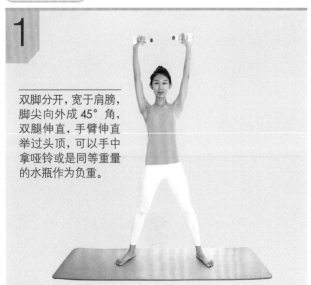

1

双脚分开，宽于肩膀，脚尖向外成45°角，双腿伸直，手臂伸直举过头顶，可以手中拿哑铃或是同等重量的水瓶作为负重。

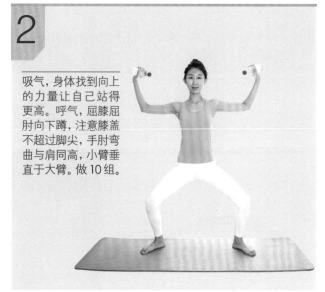

2

吸气，身体找到向上的力量让自己站得更高。呼气，屈膝屈肘向下蹲，注意膝盖不超过脚尖，手肘弯曲与肩同高，小臂垂直于大臂。做10组。

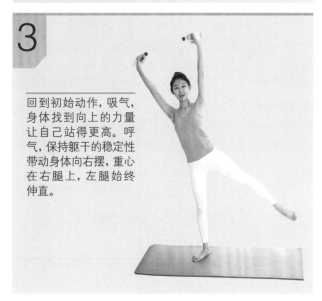

3

回到初始动作，吸气，身体找到向上的力量让自己站得更高。呼气，保持躯干的稳定性带动身体向右摆，重心在右腿上，左腿始终伸直。

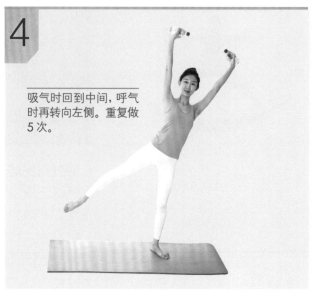

4

吸气时回到中间，呼气时再转向左侧。重复做5次。

直腿扭转 消除全身赘肉

一套简单的动作，每天坚持 10 分钟，不仅可以收紧小腹，同时还可以让腿部、腰腹、手臂、臀部通通都变瘦。降低运动时的速度，延长肌肉紧张的时间，还能达到令人惊奇的效果。新妈妈赶紧试试吧。

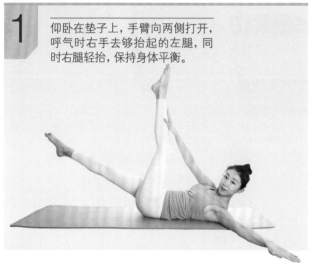

1 仰卧在垫子上，手臂向两侧打开，呼气时右手去够抬起的左腿，同时右腿轻抬，保持身体平衡。

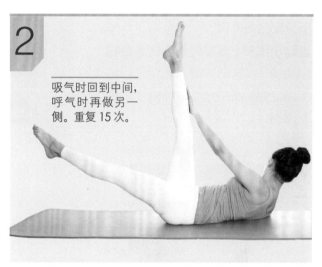

2 吸气时回到中间，呼气时再做另一侧。重复 15 次。

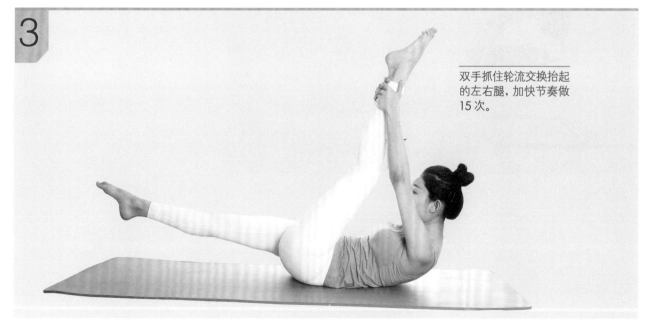

3 双手抓住轮流交换抬起的左右腿，加快节奏做 15 次。

屈膝扭转式

给肩和背解解压

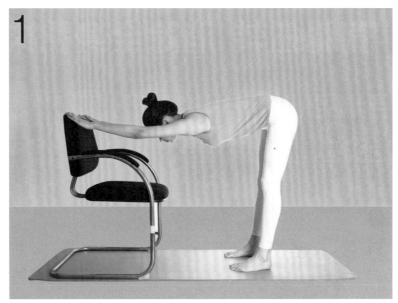

1. 双腿伸直,
后背平行于地面

双手抓住椅背,双脚向后移动,直
至背部保持伸展。

运动小细节:新妈妈要选择底盘稳
固的椅子,这样才能在运动过程中
保证新妈妈的安全,以免椅子不稳
而摔倒。

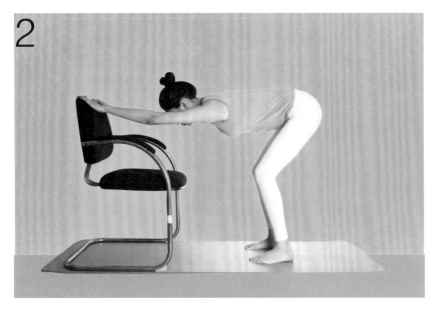

2. 双腿膝盖弯曲,
后背仍平行于地面

双腿膝盖微微弯曲,脚跟与坐骨
垂直。

运动小细节:双腿伸直不要弯
曲,脚跟紧贴地面;背部尽量下
压,与双手、臀部在一条直线上。

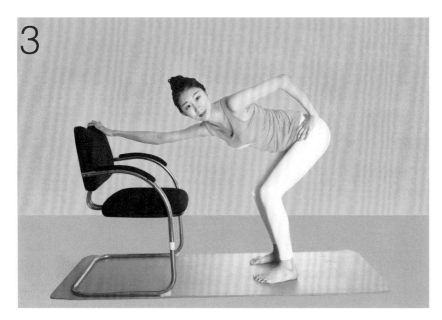

3. 脚后跟仍垂直于坐骨，
尽量打开双肩

左手后移，放在前腹股沟处，呼气时身体向左扭转。

运动小细节： 先将左手放在腹股沟处，这样可以帮助新妈妈稳定身体，在扭转的时候使身体找到重心。

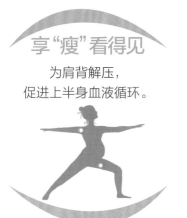

享"瘦"看得见

为肩背解压，
促进上半身血液循环。

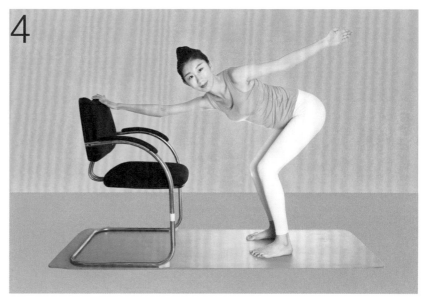

4. 双臂展开，
均匀呼吸

吸气时，左臂向后伸展，保持15秒；呼气时，回到中间，再做另一侧。

运动小细节： 在这一过程中，小腿一直保持以直立的姿势支撑身体。如步骤3，臀部不要往下坐。手臂展开后应尽量与前臂平行。

跪地式抬膝 紧实腰腹部肌肉

赘肉是最令人头疼的，新妈妈可以试试跪地式抬膝，此运动不仅可以紧实腰腹部的肌肉，还可以锻炼到全身——手臂、大腿、小腿、腹部、背部都能锻炼到。如再搭配直腿扭转运动，效果会更好。

1 换上宽松、舒适的衣服，做好活动准备。

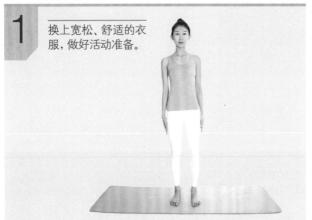

2 双膝弯曲跪于垫上，大腿与地面形成夹角，注意腰腹用力，不要做腰部塌陷的动作。

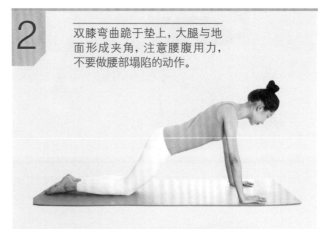

3 吸气时向前延展身体，呼气时向后伸直右腿，吸气时停留一会儿。

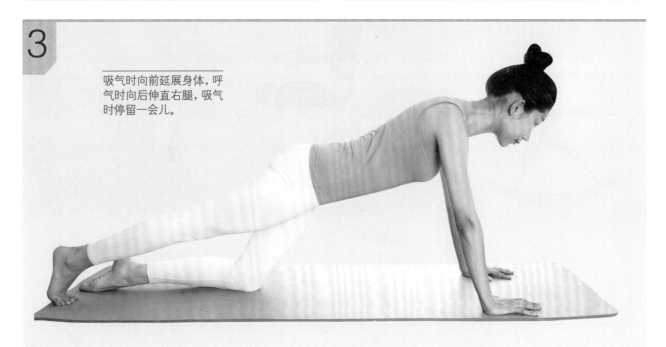

4

呼气时将左腿也向后伸直。

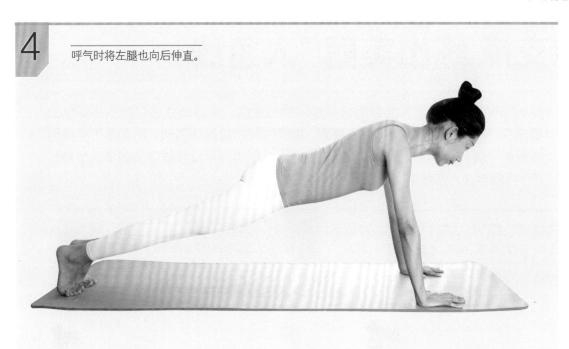

5

吸气时停留在第 4 步的姿势，呼气时屈右膝尽量向胸腔的位置靠近。吸气时左腿向后伸直，呼气时再次屈膝提起。做 5~8 组后，换另一侧腿进行。

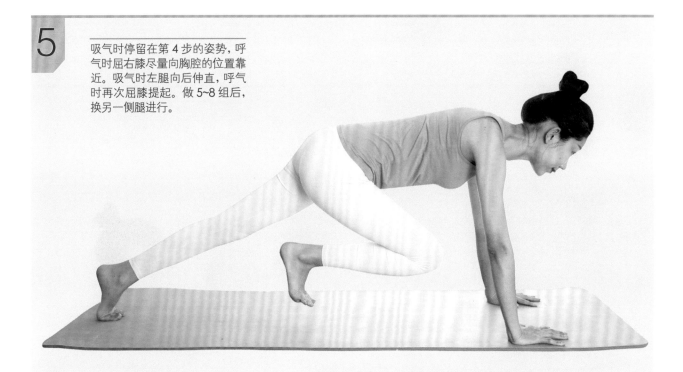

平板支撑 练出美丽"人鱼线"

平板支撑是一种最简单易学的快速瘦腹部的运动。这套动作可以有效锻炼核心肌肉群，调动全身肌肉，在塑造腰部、腹部和臀部线条的同时，还有助于维持肩胛骨的平衡，让新妈妈的背部看起来更迷人。新妈妈可以根据自身的情况坚持练习，为拥有让人羡慕的"人鱼线"努力吧。

1 俯卧，用脚尖和手肘部着地，其他部位腾空，并尽力保持头部、背部、臀部、大腿、小腿等部位在同一水平面上，就像一块平板一样。注意保持身体挺直，深呼吸，一旦塌腰就停止。

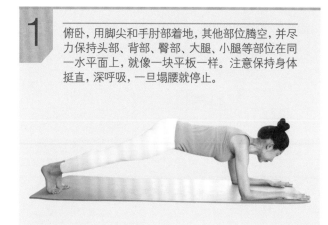

2 保持普通平板支撑的基本动作，然后慢慢悬空抬起右脚。

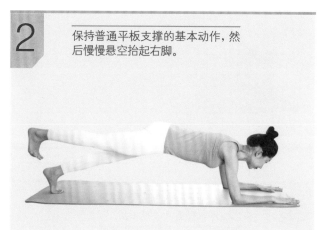

3

做完一侧换另一侧进行。

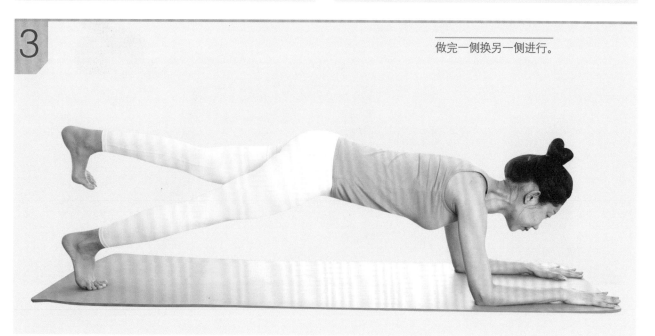

4 调整呼吸，双脚落回地面，平衡好身体，在腰部和臀部的带动下，使身体向左侧转。

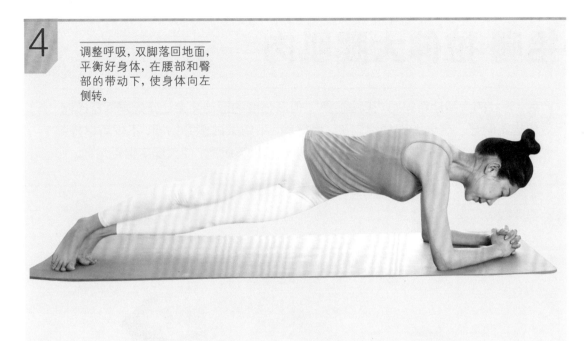

5 使身体向右侧转。可以根据自己的身体情况决定运动时间和运动次数。

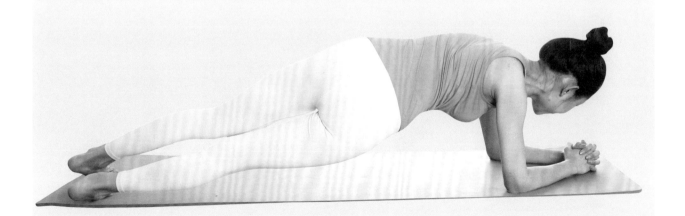

侧卧抬腿 拉伸大腿肌肉

产后，粗壮的大腿让新妈妈"无法忍受"，但高强度的运动又会让新妈妈浑身疼痛，效果也不明显。想要大腿瘦得匀称、瘦得美，不妨试试侧卧抬腿，不仅可以提高骨盆的灵活性，还能锻炼到大腿内侧肌肉，收紧大腿肌肉，使大腿变得更匀称。

1 放松身体，采取左侧卧姿，屈左膝。

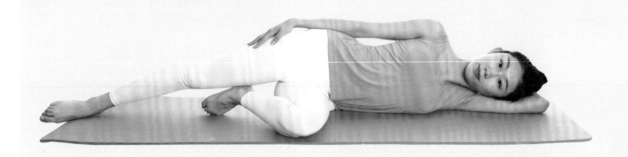

2 将左脚置于右大腿前面，左手抓住左脚踝。

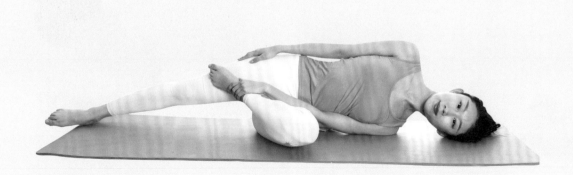

3 将左脚尖勾起，然后右腿大腿内侧用力带动左腿慢慢向高处抬起。抬至最高点，保持5秒，再落下，还原。

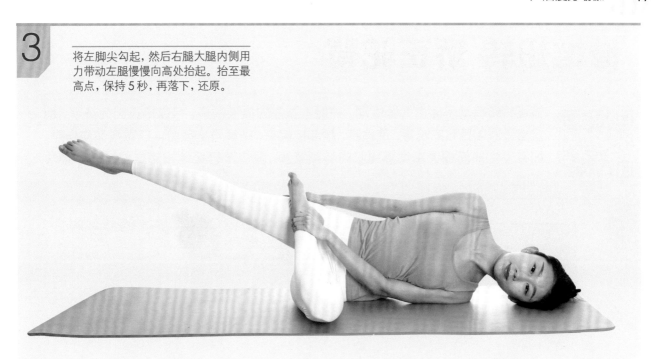

4 换另一侧腿重复动作。

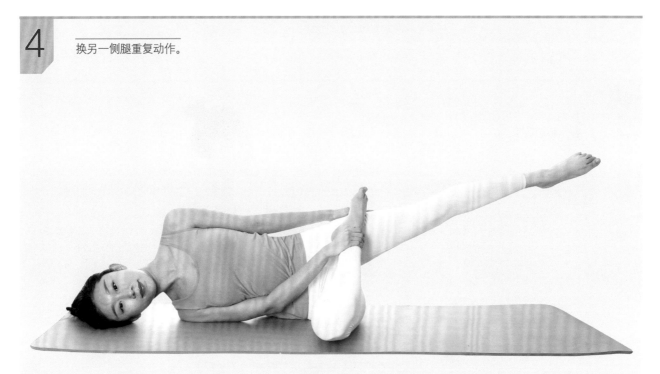

脊椎扭转 矫正驼背

脊椎扭转有助于促进胃肠蠕动，并促进腹部的血液循环，可以矫正因为怀孕、抱宝宝等原因导致的驼背，使肩膀、腰部挺起来，缓解脊椎疲劳。在做弯曲动作时，如果发生抽筋或者感觉某块肌肉特别紧绷，就应该轻柔地按摩或拉伸一下那块肌肉。

1

坐在垫子上，两腿向前伸直，脚趾回勾，手臂垂放于体侧，背部保持向上伸展。

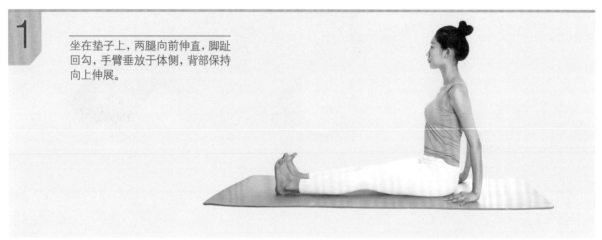

2

弯曲右膝，右脚放在左膝外侧，双手抱住右膝。

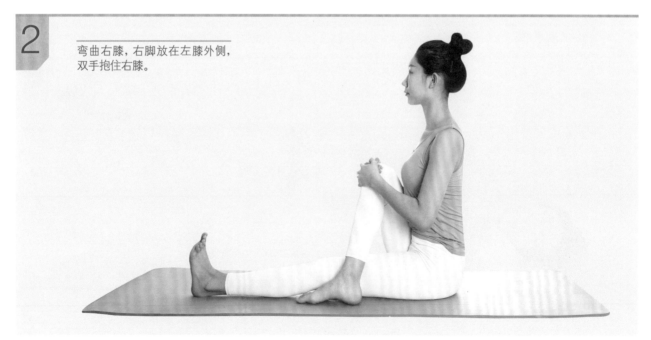

3

吸气，右手握住右脚，左手向后
撑住地面；呼气，从胸椎开始向
左后方扭转。保持均匀呼吸，停
留15秒。

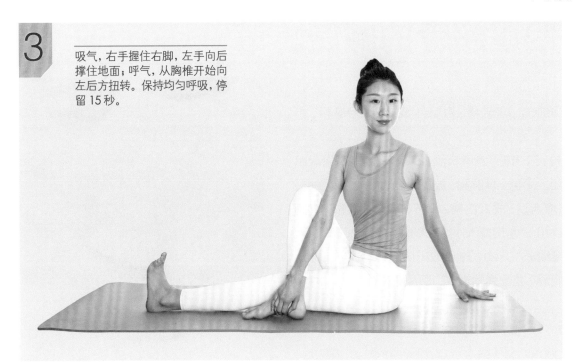

4

吸气，双手合十，慢慢
回到第一步，稍作调整，
换另一侧练习。

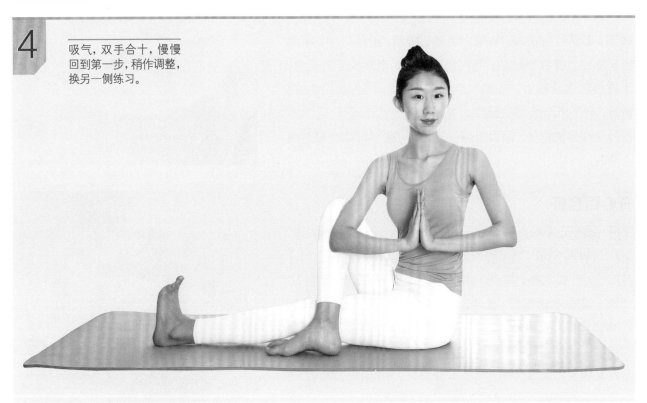

附录 明星超爱的减肥食谱

小米蒸糕

原料：小米粉 400 克，玉米粉、白糖各 100 克，发酵粉、小苏打各适量。

做法：①小米粉、玉米粉、发酵粉混合均匀后倒入适量温水拌匀，制成面团。②包上保鲜膜，放置于温暖处，等其发酵。③待面团明显增大后，放入白糖、小苏打，仔细揉按，直到面团内无气泡为止。④切成大小合适的块，冷水入蒸锅，大火蒸冒气后，继续蒸 15~20 分钟，取出切成小块。

营养又瘦身的吃法：搭配素炒青菜，既养胃又瘦身。

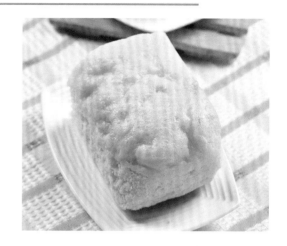

肉丝银芽汤

原料：黄豆芽 200 克，猪瘦肉 100 克，粉丝 50 克，盐、花椒粉、醋、姜末、葱花各适量。

做法：①黄豆芽洗净；猪瘦肉洗净，切丝；粉丝洗净，浸泡 3~5 分钟。②油锅烧热，放入猪瘦肉丝、姜末炒至肉变色，下黄豆芽快速翻炒。③加水烧沸，下粉丝，调入盐、醋、花椒粉，煮至猪肉丝、黄豆芽熟，盛出后撒上葱花即可。

营养又瘦身的吃法：很清新爽口的汤，可在早餐或晚餐时喝一两碗。

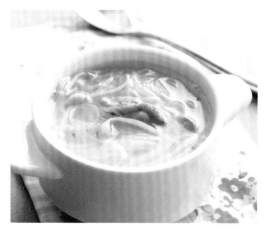

开心百合虾

原料：熟开心果 5 克，虾仁 200 克，干百合 10 克，蛋清、盐、姜片、蒜片、料酒、水淀粉各适量。

做法：①虾仁洗净，加少许水淀粉、盐、蛋清抓匀，腌制 10 分钟。②干百合泡发、洗净，焯 1 分钟捞出；开心果取仁。③油锅烧热，放姜片、蒜片、虾仁翻炒，烹入料酒，下百合翻炒。④淋入适量水淀粉，加盐炒匀，撒上开心果即可。

营养又瘦身的吃法：每次吃 3~5 个虾仁，搭配开心果，能全面地补充新妈妈所需营养，也不用担心变胖。

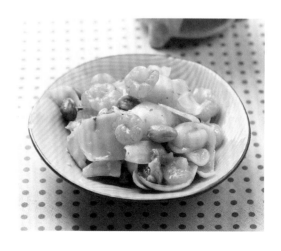

杂粮饭

原料: 黑米、薏米、荞麦、糙米、燕麦各 20 克,大米 100 克,红小豆 30 克。

做法: ①将黑米、薏米、荞麦、糙米、燕麦、红小豆洗净,放入清水中浸泡 1~3 小时。②大米淘洗干净,浸泡 10 分钟。③将大米及其他食材一起放入电饭锅中,倒入适量泡米的水,启动"煮饭"程序。④电饭锅显示蒸好米饭即可。

营养又瘦身的吃法: 早餐或午餐时吃大半碗,搭配小份蔬菜炒肉、豆腐汤,就是不易长肉的美味一餐。

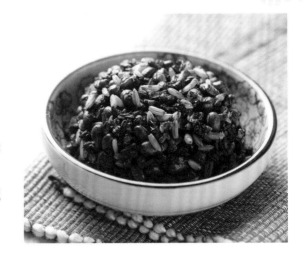

荠菜魔芋汤

原料: 荠菜 4 根,魔芋 1/2 个,盐、姜丝、红椒丝各适量。

做法: ①荠菜去根择洗干净,切成段,备用。②魔芋洗净,切成条,用热水煮 2 分钟去味,沥干,备用。③魔芋条、荠菜段、姜丝放入锅内,加清水用大火煮沸,转中火煮至荠菜段熟软。④出锅前加盐调味,放入红椒丝点缀即可。

营养又瘦身的吃法: 魔芋中特有的束水凝胶纤维可以促进肠道蠕动,加快排便速度,预防哺乳妈妈便秘。

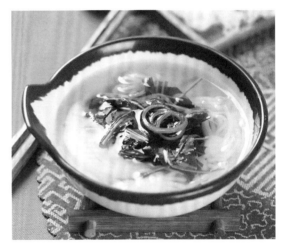

玉米豆粉窝头

原料: 玉米粉 250 克,大米粉 150 克,黄豆粉 200 克。

做法: ①玉米粉、大米粉、黄豆粉放在一起混合均匀后,加入适量沸水和成面团。②将面团切成小块,在手心中团成圆锥形,用大拇指在锥底扎一个孔。③逐渐扩大这个孔,并使锥体表面光滑。④将做好的窝头码入蒸笼,大火蒸 30 分钟即可。

营养又瘦身的吃法: 可以与米饭、粥等搭配着吃,能减少主食的摄入量,并且丰富的膳食纤维有助于促进胃肠蠕动、排肠毒。

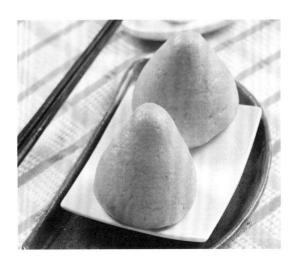

金针双瓜丝

原料：金针菇 1 小把，西瓜皮适量，黄瓜小半根。

做法：①西瓜去硬皮、留青色皮肉部分，洗净切丝，黄瓜洗净切丝，金针菇洗净。②锅中加入适量香油，放入所有材料翻炒一会儿，加入盐调味即可。

营养又瘦身的吃法：金针菇含有多种维生素，且赖氨酸的含量特别高，具有抗疲劳、排出重金属盐类物质的作用。

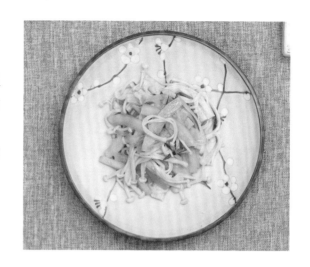

素酥菜

原料：蘑菇、白菜、海带各适量，莲藕 1 小段，豆腐半块、海带适量。

做法：①取压力锅，白菜叶贴锅壁，白菜帮铺在锅底。②莲藕、海带切片，蘑菇撕成条，豆腐切块，依次铺在锅内。③取适量盐、醋、酱油、糖、植物油调成半碗料汁，倒入锅内，保压 40 分钟即可。

营养又瘦身的吃法：豆腐、蘑菇、莲藕、海带，这些食材营养相当丰富，完全满足人体对于一餐营养的需求，且热量不高，口感丰厚，味道咸鲜。

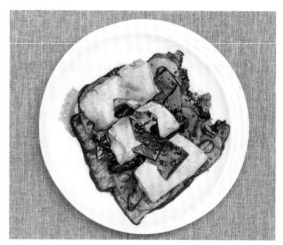

苹果葡萄干粥

原料：大米 50 克，苹果 1 个，葡萄干 20 克，蜂蜜适量。

做法：①大米洗净，苹果去皮、核，切成块。②锅内放入大米、苹果块，加适量清水大火煮沸，改用小火熬煮 40 分钟。食用时加入适量蜂蜜、葡萄干搅拌均匀即可。

营养又瘦身的吃法：苹果葡萄干粥有生津润肺、开胃消食的功效，且含丰富的有机酸及膳食纤维，可促进孕妈妈消化，加快新陈代谢，预防和减少脂肪的堆积。

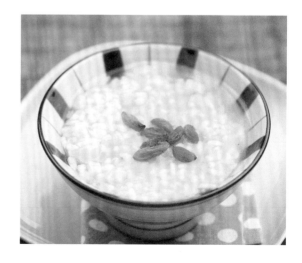

韭菜炒虾仁

原料: 韭菜 200 克,虾仁 10 只,葱丝、姜丝、盐、料酒、高汤、香油、油各适量。

做法: ①虾仁洗净,去虾线,沥干水分。②将韭菜择洗干净,切段备用。③油锅烧热,下葱丝、姜丝炝锅,出香味后放虾仁煸炒 2 分钟,加料酒、盐、高汤稍炒,放入韭菜段,大火炒 3 分钟,淋入香油炒匀即可。

营养又瘦身的吃法: 韭菜富含膳食纤维,可以促进孕妈妈肠道蠕动,预防便秘。

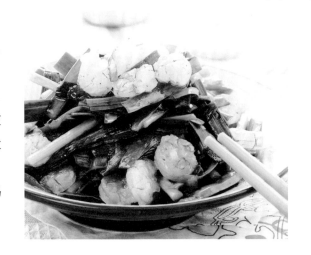

南瓜包

原料: 南瓜半个,糯米粉 100 克,藕粉 30 克,香菇 2 朵,盐、酱油、白糖各适量。

做法: ①南瓜去皮,蒸熟后压成泥,加入糯米粉、藕粉、水揉匀。②将香菇洗净,切丝,然后放入锅中炒香,加盐、酱油、白糖,炒匀成馅。③将揉好的南瓜糯米粉团分成 10 份,擀成包子皮,包入馅料,放锅中蒸熟即可。

营养又瘦身的吃法: 南瓜包食材丰富,可以满足孕早期孕妈妈的营养需求,其中香菇营养丰富,可以增强孕妈妈的免疫力。

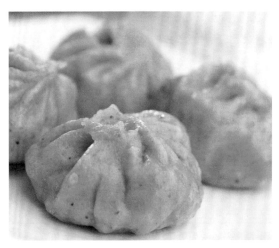

凉拌素什锦

原料: 粉丝、鲜海带、胡萝卜、豆腐干、莴笋、洋葱各 30 克;竹笋、芹菜各 50 克;盐、白砂糖、香油各适量。

做法: ①竹笋、海带切丝和粉丝一起放入沸水中焯一下,然后捞出,备用。②豆腐干、胡萝卜、莴笋、芹菜、洋葱切丝。③将所有原料放入盘中,拌匀即可。

营养又瘦身的吃法: 凉拌素什锦食材多样,营养丰富,吃起来清爽可口,而且热量低,在改善孕妈妈食欲的同时,还能有效控制体重。

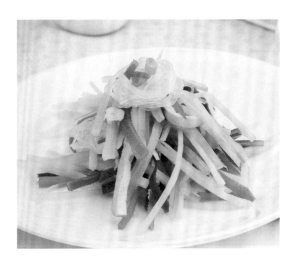

图书在版编目（CIP）数据

孕产期瑜伽助孕轻松瘦 / 汉竹编著 . -- 南京：江苏凤凰
科学技术出版社，2019.12
（汉竹·亲亲乐读系列）
ISBN 978-7-5537-9576-8

Ⅰ. ①孕… Ⅱ. ①汉… Ⅲ. ①孕妇−瑜伽−基本知识②
产妇−瑜伽−基本知识 Ⅳ. ① R793.51

中国版本图书馆 CIP 数据核字 (2018) 第 190620 号

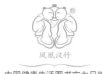

中国健康生活图书实力品牌

孕产期瑜伽助孕轻松瘦

编　　　著	汉　竹	
责 任 编 辑	刘玉锋　　黄翠香	
特 邀 编 辑	李佳昕　　张　欢	
责 任 校 对	郝慧华	
责 任 监 制	曹叶平　　刘文洋	

出 版 发 行	江苏凤凰科学技术出版社
出版社地址	南京市湖南路 1 号 A 楼，邮编：210009
出版社网址	http://www.pspress.cn
印　　　刷	合肥精艺印刷有限公司

开　　　本	715 mm×868 mm　　1/12
印　　　张	15
字　　　数	300 000
版　　　次	2019 年 12 月第 1 版
印　　　次	2019 年 12 月第 1 次印刷

标 准 书 号	ISBN 978-7-5537-9576-8
定　　　价	45.00 元

图书如有印装质量问题，可向我社出版科调换。